歯周病の新常識

あなたにとって最良の歯周治療を受けるために

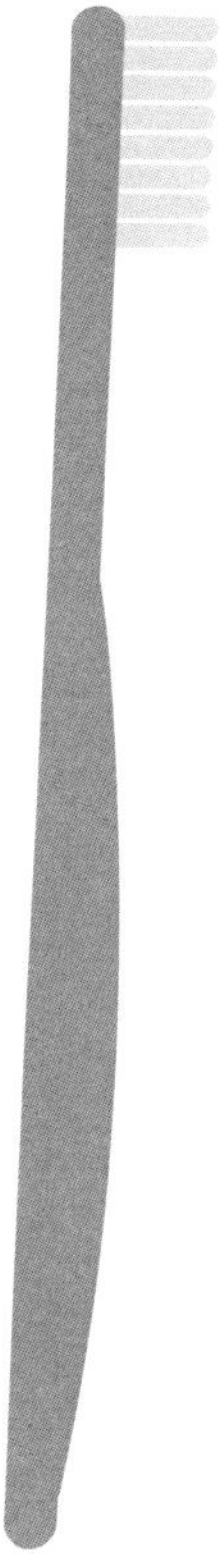

小西歯科医院院長
小西 昭彦

阿部出版

はじめに──歯周病ってどんなもの？

今でこそ「歯周病《ししゅうびょう》」と言われて、けげんな顔をする人は少なくなりましたが、今から40年ほど前、私が大学を卒業したころは歯周病と言っても通じる人はあまりいませんでした。当時は「歯槽膿漏《しそうのうろう》」という名称の方がよく知られており、歯周病という用語自体が珍しかったのです。歯槽膿漏というのは歯周病が重度に進行したもので、歯肉が腫れ上がり、膿が出て、やがて歯がグラグラしてきて抜けてしまう病気です。治療法といえるような治療法が存在しなかったので、歯槽膿漏は不治の病として恐れられていました。

歯周病という用語を広い意味でとらえれば、歯周組織にみられる疾患をすべて指すことになります。例えば、白血病になると歯肉増殖や歯肉の腫脹がみられます。これは白血病に関連した歯周病です。ビタミンC欠乏症では、その一症状として歯肉からの出血が認められますが、これも歯周病の一つとして数えられます。しかし、白血病などの全身疾患に関連する歯周病は、市井の歯科医の手に負えるものではありません。臨床歯科医の治療の対象となる歯周病は口の中の常在細菌、デンタルプラークに由来する歯周病です。

歯周病はプラークが歯に付着して、歯肉に炎症を起こすことから始まります。歯肉炎《しにくえん》の状態に何らかの要因が加わり、歯と歯肉が付着している部分が壊れて歯周炎《ししゅうえん》に移行します。歯周炎が進行すると歯根膜《しこんまく》が破壊され、歯槽骨《しそうこつ》が溶け出してしまいます。さらに歯周組織破壊が進行すると、最終的には歯が抜け落ちてしまいます。

歯周病の発端となる歯肉の炎症は、細菌が原因であることがはっきりしています。しかし、歯肉炎に引き続いて起こる歯周炎が何をきっかけに始まるのか、その詳細は現在でもよく分かっていません。歯周炎の発症に細菌が関わっていることは間違いないのですが、特定の細菌が原因となっているのか、細菌以外の因子が引き金を引いているのか、未だに解明されていないのです。したがって、歯周炎に関してはこれといって決まった治療法が確立しておらず、歯周外科治療、抗生物質療法などさまざまな治療法が存在しています。また、歯周炎の治療はまったく行っていないという歯科医も少なくありません。言うなれば、それぞれの歯科医がてんでばらばらに好き勝手な治療を行っている、というのが現代日本の歯周病に対する治療（以下歯周治療と表記します）の実情なのです。

２０１２年、米国国立衛生研究所のヒトマイクロバイオーム計画の研究成果がネイチャー誌など複数のジャーナルに協調して発表されました。この研究報告には多くの発見とともにいくつかの驚くべき知見が含まれていました。その一つに、ほとんどすべてのヒトは疾患を引き起こす病原微生物が身体の中に存在しているにも関わらず、その病気を発症していないというものがあります。病原体がヒトの体内に侵入しても人体に生存する常在微生物の集合体であるヒトマイクロバイオームの働きで、病原性を発揮させないことが報告されたのです。

この研究は歯周治療にも大きな影響を与えると考えられます。現在のところ歯周炎の原因菌は見つかっていませんが、たとえ歯周病原菌が見つかったとしても、歯周治療で必要なのはその細菌を除去することではなく、細菌が病原性を発揮しないようにマイクロバイオームを管理することが主眼になると考えられるからです。したがって細菌の除去を目的とした歯周外科治療の意味はなくなり、抗生物質で歯周病菌を退治しようとする治療は、かえって口腔のそして全身の健康を害する治療法ということになります。歯周病の治療は歯周病菌を取り除くことという今までの常識は通用しなくなり、口腔の常在微生物群であるマイクロバイオームを考慮した歯周治療の新常識が必要になるということになります。

私は特定の歯周病菌が歯周炎を引き起こすのではなく、常在微生物群とともにストレスや生活のあり方が歯周炎の発症と進行に大きく関与していると考えてきました。そして、そのことを考慮した歯周治療を長年行ってきました。マイクロバイオームの研究の進歩で、歯周病の病因論が大きな変更を迫られている現在、私たちが行ってきた歯周治療が次の時代の新常識になるのではないかと考えています。本書ではその歯周治療の一端も紹介させていただきたいと思います。

目次

第2章　日本の歯周治療の実態

第3章　根本から見直される歯周病と原因菌

第1章　歯周病と歯周治療の基礎

歯周病とは

歯肉からの出血

「りんごをかじると血が出ませんか⁉」

かつて、こんなフレーズが一世を風靡しました。ある歯磨き剤会社のコマーシャルです。りんごをガブっと噛んだ後、黄白色の果肉の部分に血がにじんでいたら確かにドキっとします。りんごだけではなく歯磨きで口をゆすいだときに赤いものが混じっていたり、何気なく鏡を覗いたときに歯肉から出血していたりすれば、だれでもアレっと思います。


「おかあさーん、歯を磨いていたら血が出てきたぁー、どうしよう」

「こまったわねぇ、歯医者の予約を取っておきなさい」

歯肉からの出血は白血病などの全身疾患が原因で起こることもありますが、そのような場合は非常にまれで、りんごをかじったときや歯磨きのときの出血のほとんどは細菌のかたまりであるプラークに起因する歯肉炎が原因です。この歯肉に炎症を起こすことが歯周病発症の発端となります。

歯周組織　歯を支えている組織

「ただいまぁー」

「どうだった、歯医者？」

「歯肉炎だって言われた。歯周病らしいよ」

歯周病は歯周組織が炎症を起こす疾患で、歯肉炎と歯周炎に大別できます。歯周組織は歯を支えている組織で歯肉、歯根膜、セメント質、歯槽骨で構成されます。

健康な歯周組織

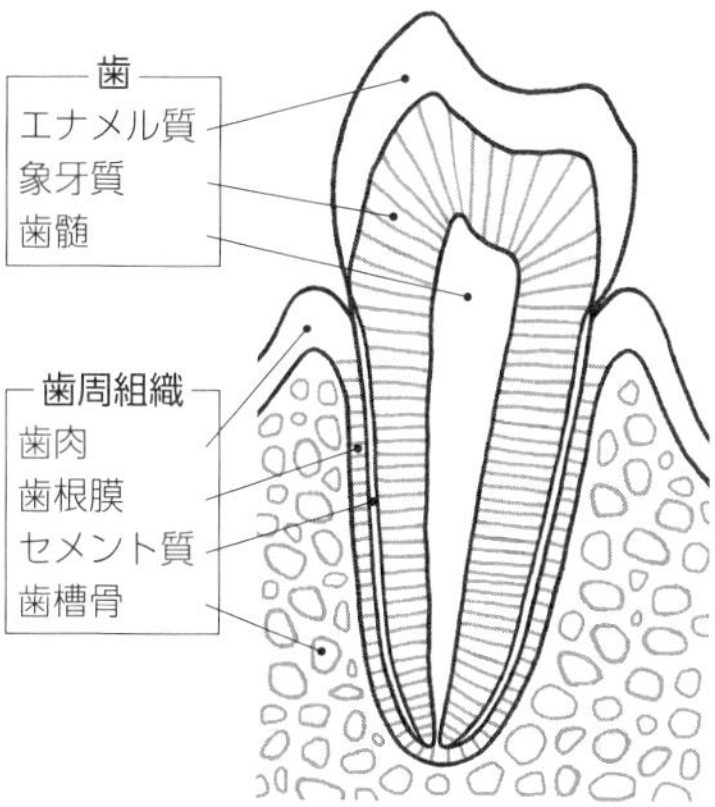

歯肉炎　歯肉が腫れる

歯肉炎は炎症の範囲が歯肉だけに限られた歯周病です。細菌のかたまりであるプラークが歯に付着すると、細菌が体内に侵入するのを防ぐため、白血球が歯周組織に集積します。このとき、血管の拡張や浸出液の増加が起こるので、歯肉がぶよぶよと腫れ、出血しやすくなってしまいます。

歯肉炎

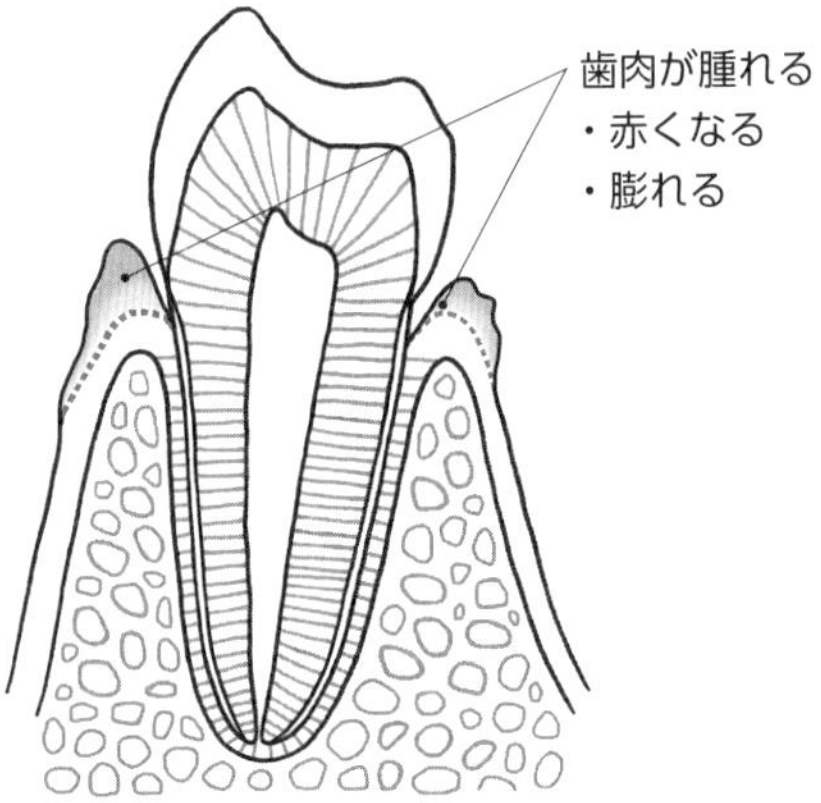

歯周炎　歯周組織が破壊される

炎症が歯周組織全体に波及して歯周ポケットが形成され、歯根膜や歯槽骨が破壊されてしまうのが歯周炎です。歯周炎が進行すると、歯周ポケットから膿（白血球の残骸）が出てくるようになり、歯槽骨が破壊され、最後に歯は抜け落ちてしまいます。

歯周炎

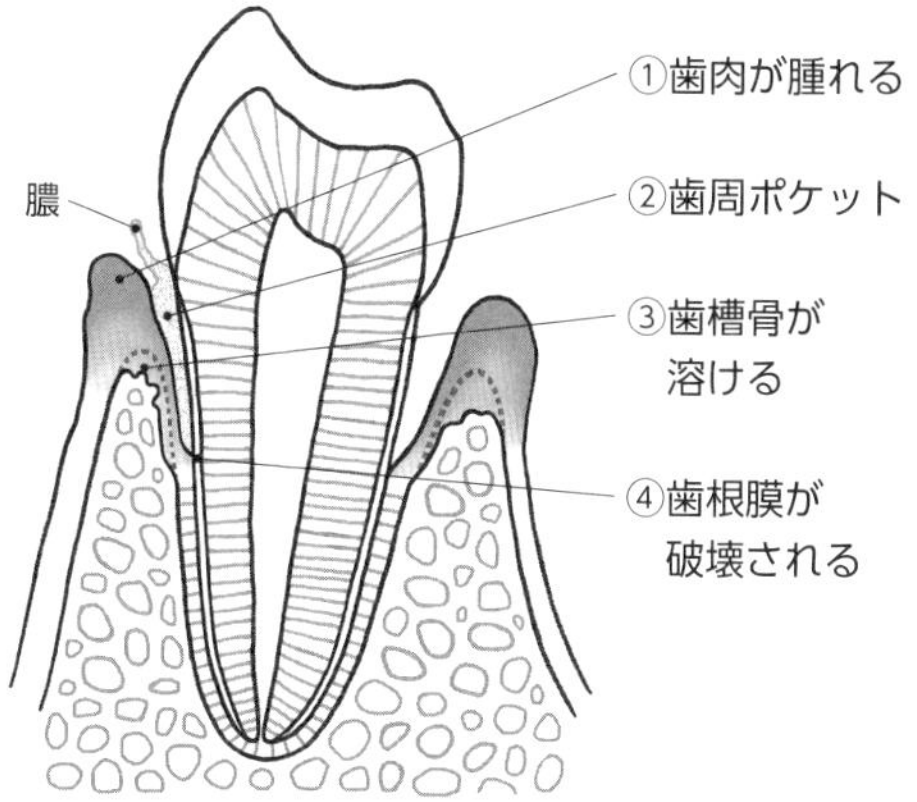

健康歯肉と炎症歯肉

歯肉の色・形・構造物

「最近はどうなの、歯肉からの出血」

「うん、調子いい。私の歯肉見てみて」

「特に変わった様子はないけど」

「やだなぁー、歯肉が前に比べてピンク色で引き締まっているでしょう。これが健康な歯肉なの。歯医者で衛生士さんに教わったんだ」

「ふーん、そんなもの？」

「そーよ、おかあさんの歯肉見せて。ちょっと、唇をめくってみて」

「こお？」

「あれぇ、おかあさんの歯肉、炎症気味かも」

「ええっ、そうなの？」

「歯肉に炎症があるかどうかは、歯肉の色と形と構造物をみて判断するんだって。歯医者の先生が言っていたよ」

歯肉の色をみる　炎症のある赤い歯肉

炎症歯肉

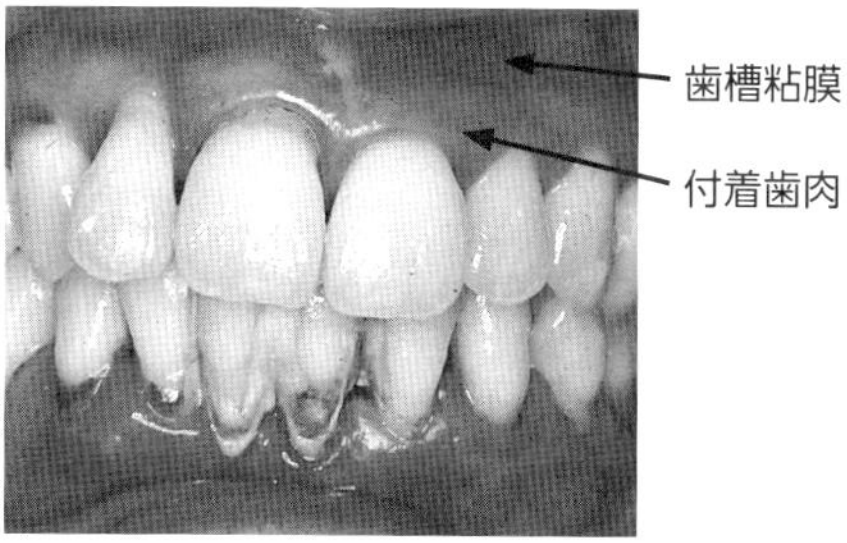

炎症のある歯肉は充血やうっ血を起こしているので、赤色や赤紫色をしている。歯槽粘膜（しそうねんまく）と付着歯肉（ふちゃくしにく）の境目がはっきりしない。

健康歯肉

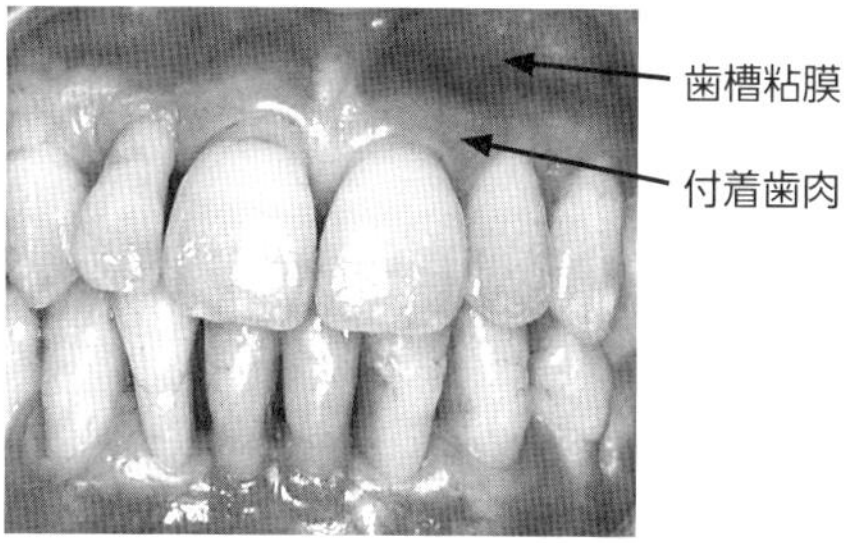

健康歯肉はサーモンピンクと呼ばれる薄いピンク色。歯槽粘膜と付着歯肉の境目がはっきりしていて、付着歯肉が均一なピンク色であれば炎症はないと判断できる。

炎症歯肉

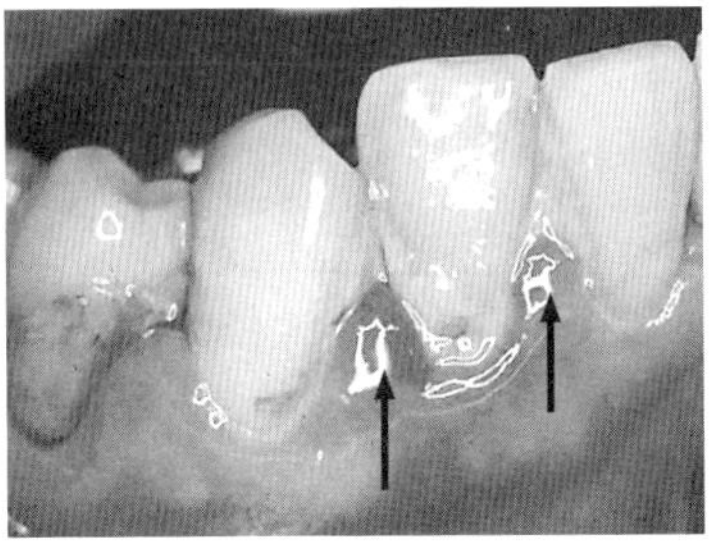

炎症歯肉はポテっと膨れ上がっている。

健康歯肉

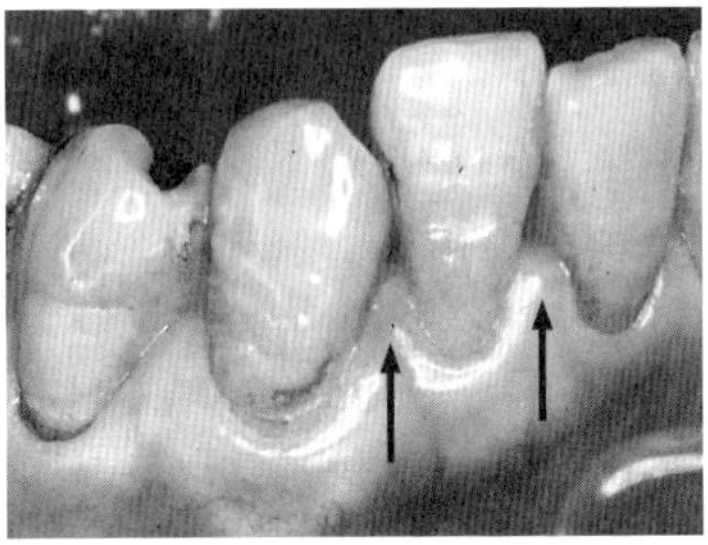

健康歯肉はスキャラップ（ホタテガイの貝殻）状といわれ、メリハリがはっきりしている。歯と歯の間の歯肉は歯間乳頭部にシャープに入り込んでいる。

歯肉の形をみる②　退縮した歯肉

炎症歯肉

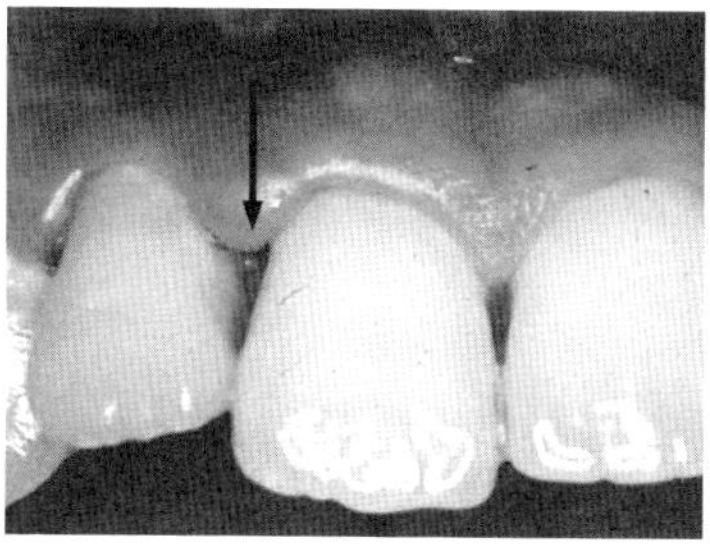

炎症歯肉は歯間部が退縮してしまうこともある。

健康歯肉

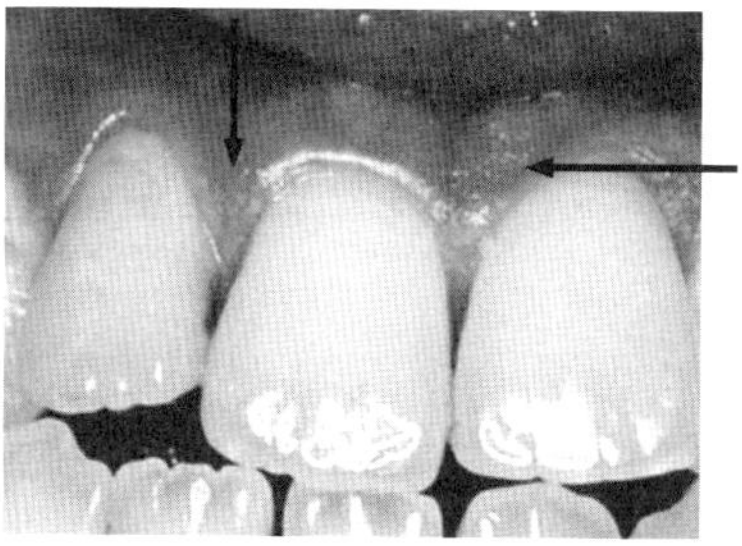

炎症が改善すると、歯肉の隙間が埋まってくる。健康歯肉にはミカンの皮のぶつぶつのようなもの（スティップリング）が見られることもある。

炎症歯肉

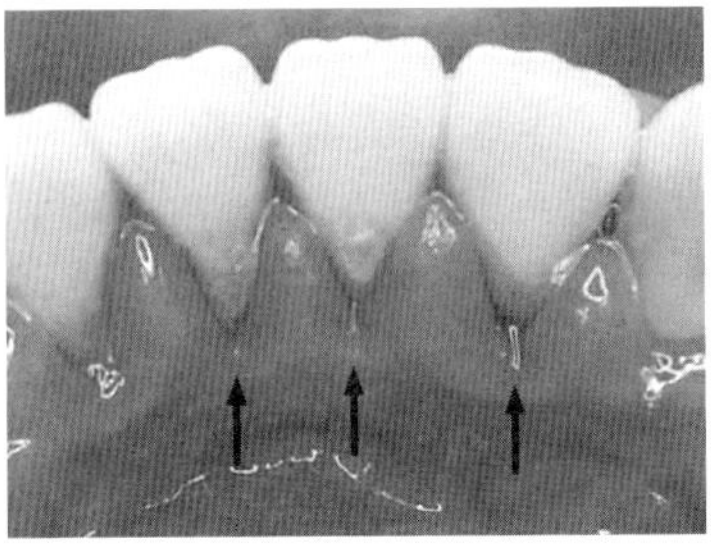

炎症のある歯肉には、歯肉が裂けているように見える歯肉クレフトができることがある。

健康歯肉

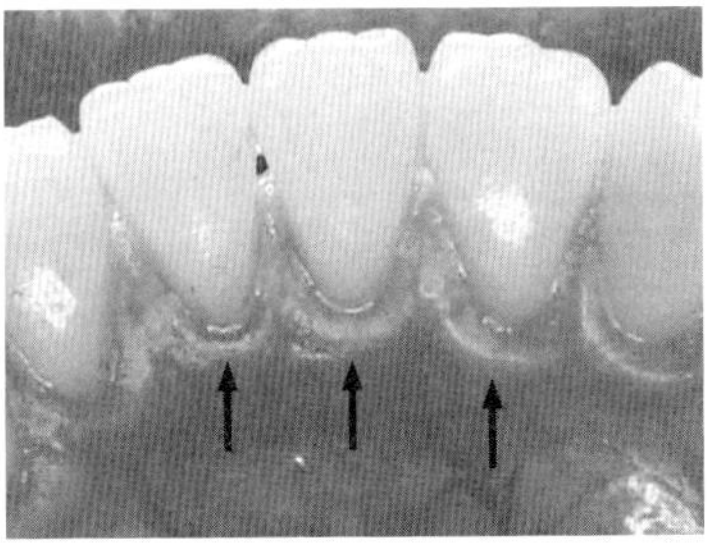

炎症歯肉が改善すれば、歯肉クレフトは消失する。

歯肉の構造物をみる②　膿《のう》瘍《よう》

炎症歯肉

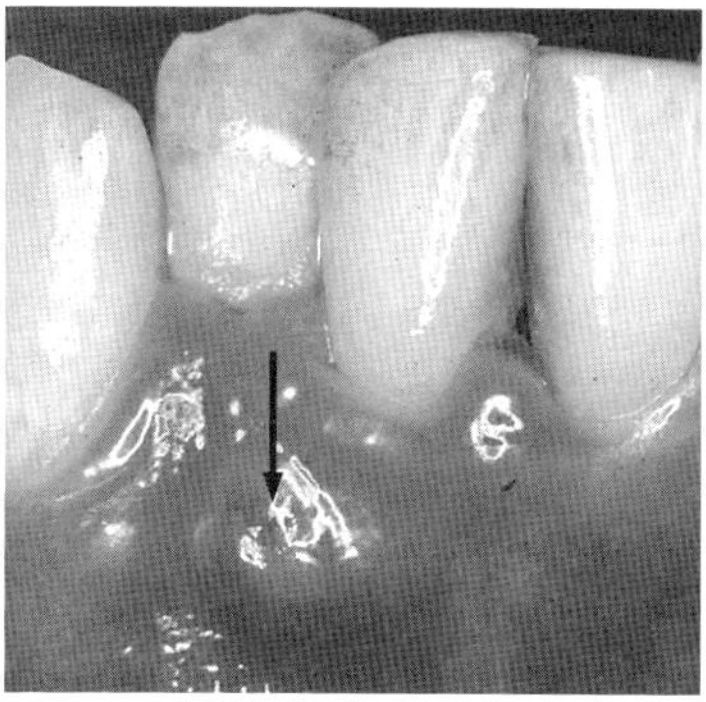

炎症のある歯肉にはおできのような膿瘍ができることがある。

健康歯肉

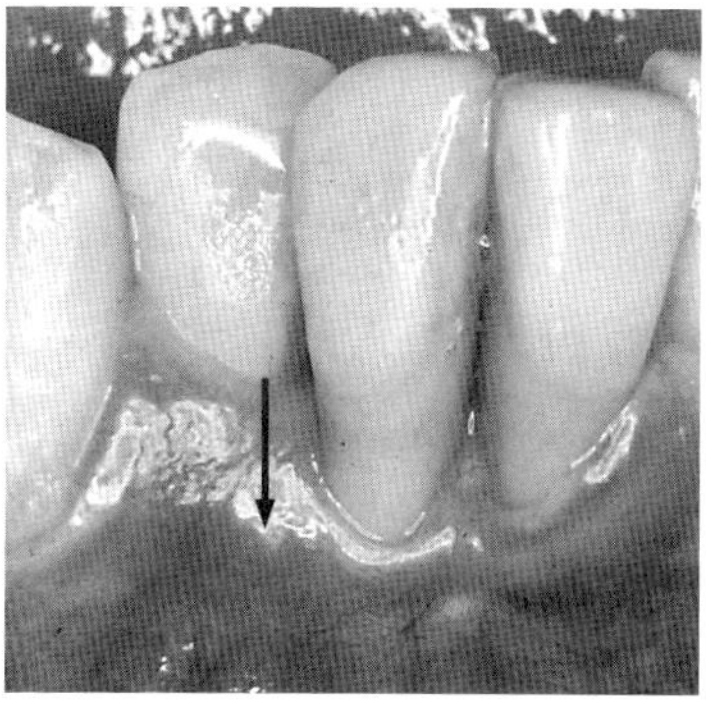

炎症が改善すれば膿瘍は消失する。

歯肉の炎症の広がり方

歯肉炎は歯と歯の間の歯間乳頭と呼ばれる部分から始まり、歯肉全体に広がっていきます。

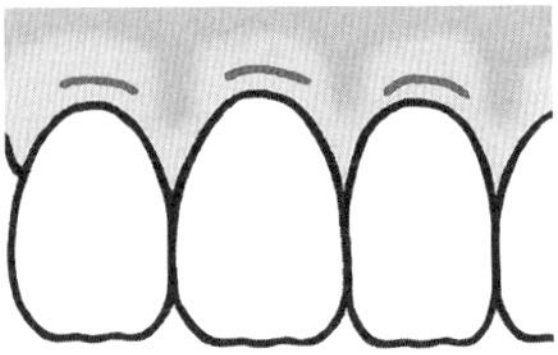

①健全な状態。

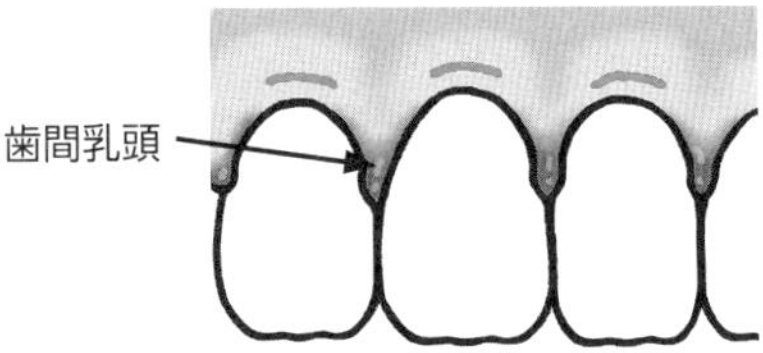

②歯間が腫れる。

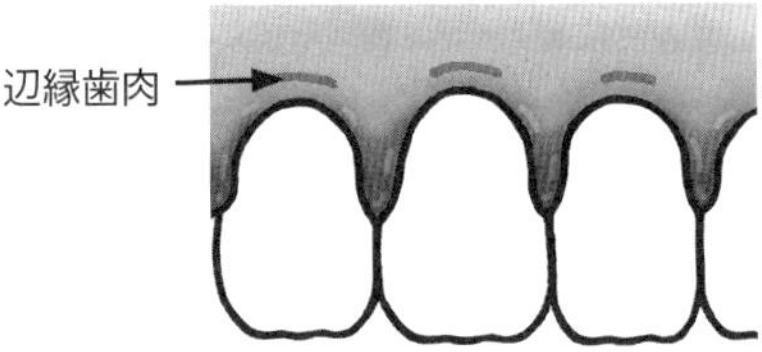

③腫れが拡大、連続する。

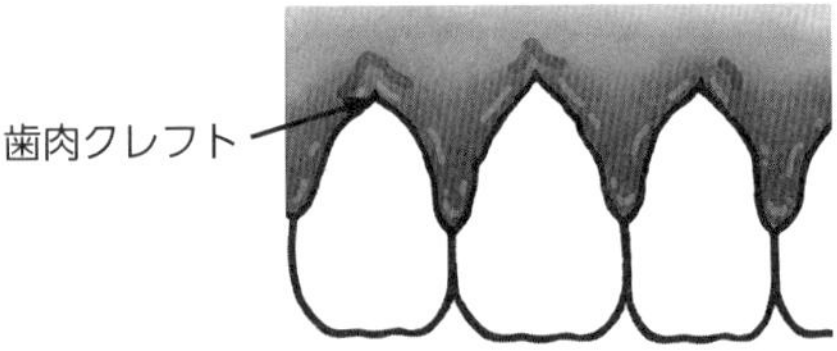

④割れ始める。

歯肉炎の原因と治療

歯肉炎の原因

今から50年前、デンマークのハロルド・ローという歯科医が歯肉炎と歯ブラシの実験を行いました（＊１）。12人の学生を募り「歯磨きをはじめ、口腔内を清潔にする行為を当分の間一切行わないように」と指示を出したというものです。10～21日後、学生たちの口の中を調べてみると、全員、見事に歯肉に炎症を発症していました。歯肉炎を確認したのち、歯磨きを再開したところ2～3日で、全員、元の健康な歯肉に戻ったそうです。

この実験で口の中を汚れた状態にしておくと、歯肉に炎症が発症することが証明されたわけです。口の中の汚れの元となっているのはデンタルプラーク、あるいは細菌性プラーク（以下プラークと表記します）と呼ばれる細菌のかたまりです。ローの実験で、歯肉炎の原因はプラークであるということがはっきりしたわけですが、それと同時に歯肉炎の治療は、プラークを除去すればよいということも明らかになったわけです。

＊１　Loe,H., Theilade,E., Jensen,SB.: Experimental gingivitis in man. J Periodontol 1965 .36: 177-83.

プラークとは

プラークというのは歯の表面についている白っぽい沈着物で、細菌のかたまりです。日本語では歯垢《しこう》といいます。プラークを構成している細菌は、口の中に存在している常在菌です。

歯の表面についたプラークは、むし歯や歯周病の原因となると考えられています。歯と歯肉の境目に停滞するプラークは歯肉縁上プラークと呼ばれ、歯肉炎の原因になります。一方、歯周ポケット内のプラークは歯肉縁下プラークと呼ばれます。歯肉縁上プラークと歯肉縁下プラークの構成細菌はまったく異なっています。歯肉縁上プラークは雑多な菌の集合体ですが、歯肉縁下プラークは空気のあるところでは活動しない嫌気性菌《けんきせいきん》がその主体となっています。

プラークは単に細菌がかたまったものではなく、バイオフィルムの性質を備えていることが分かっています。バイオフィルムとは粘性のある物質で、その中にさまざまな微生物が共存し、互いに情報伝達をしながら複合体を形成しているものをいいます。バイオフィルムの代表的なものとしては、お風呂場や台所の排水溝のヌメリがあげられます。排水溝のヌメリは水で流しても、薬液消毒をしても簡単に取り除くことはできず、ゴシゴシこすり取るのがもっとも効果的です。歯に付着したプラークもまったく同じです。プラークを除去するには、薬液うがいなどはあまり効果がなく、歯ブラシで取るのが一番効果的です。

プラーク

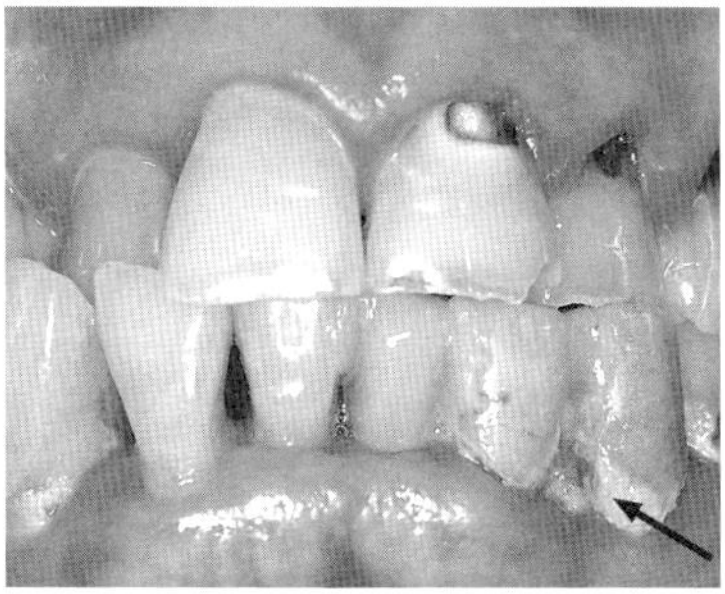

歯にこびりついている白っぽい粘りのあるものがプラーク。

歯肉縁上プラークと歯肉縁下プラーク

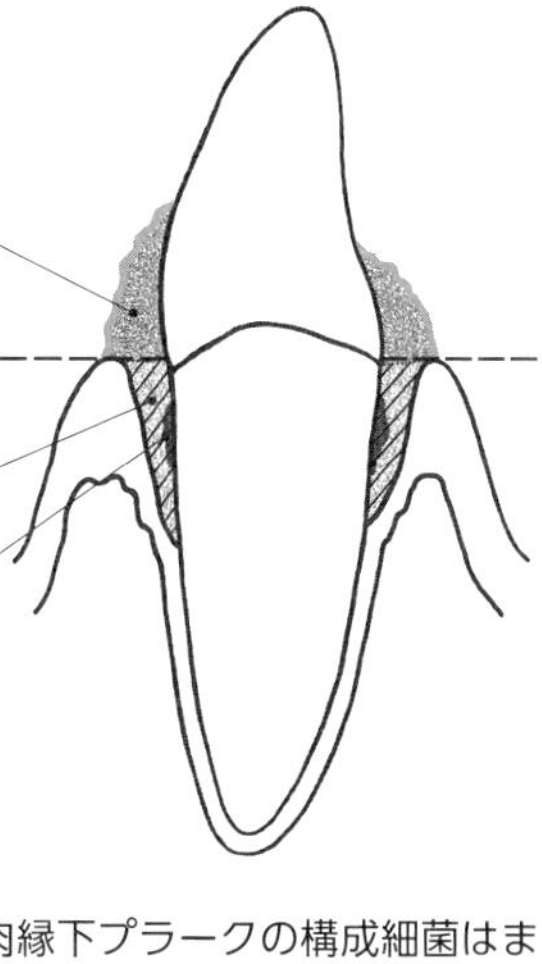

歯肉縁上プラークと歯肉縁下プラークの構成細菌はまったく異なる。歯肉縁上プラークは雑多な菌の集合体、歯肉縁下プラークは嫌気性菌がその主体となっている。

プラークコントロールの基本はブラッシング

ローの実験でプラークが歯肉炎の発症とその改善に関与していることが明らかになり、歯肉炎の予防と治療にはプラークを除去することがとても大切であると分かりました。

プラークを除去することをプラークコントロールといいます。プラークコントロールは患者さんが行うブラッシングが基本です。

1　歯ブラシ

口の清掃用具としてはさまざまなものが存在しますが、プラークの除去にもっとも効果的なのは歯ブラシです。

ブラッシングの効果は①歯ブラシのデザイン（毛束の数や毛の硬さなど）、②ブラシ使用者の技術、③使用頻度と時間、により決定されます。適切な方法で十分な時間ブラッシングを行えば、プラークコントロールの目的を達成することができると考えられています。

どのような歯ブラシがプラークコントロールに適切なのかは歯科医によって意見が分かれますが、European Workshop においてコンセンサスを得た世界的な標準は次の通りです（＊2）。

1、ハンドルサイズは年齢と器用さに相応させる。

２、ヘッドサイズは患者の口の大きさに合わせる。
３、直径０・23ミリ未満の、先端が丸いナイロンまたはポリエステル繊維を使用。
４、国際工業規格（ＩＳＯ）により定義される軟らかい毛を使用。
５、隣接面と歯肉ラインに沿ってプラーク除去を高める植毛。

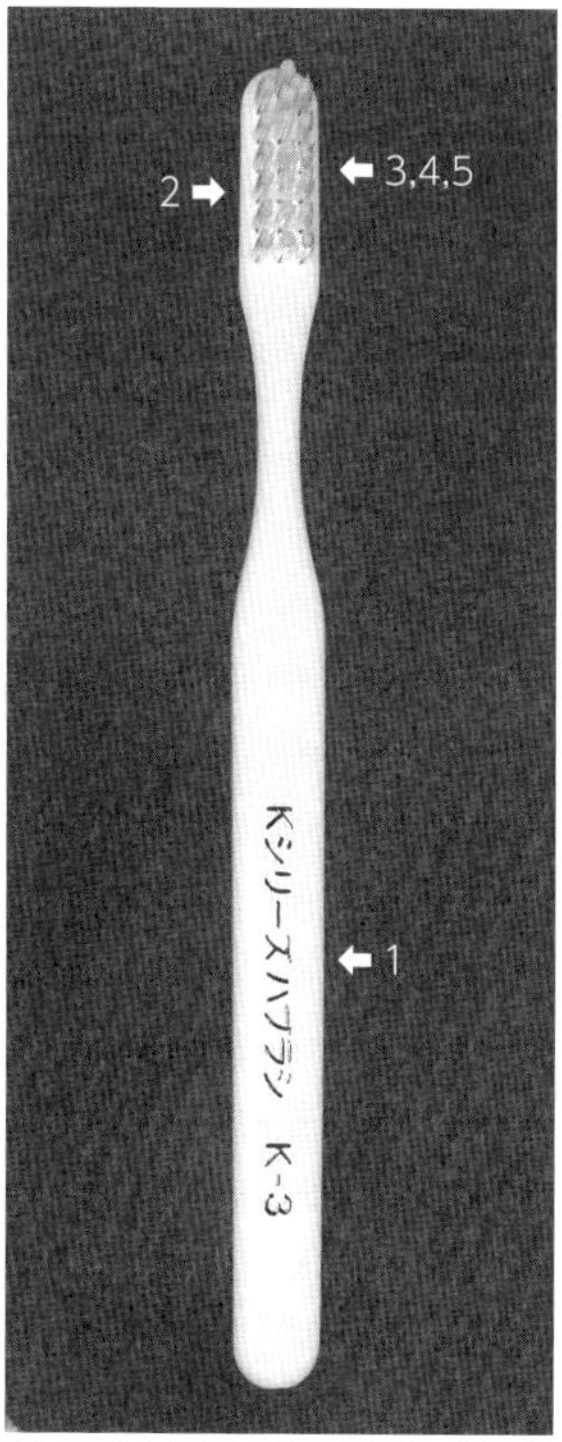

2　ブラッシング法

ブラッシングの方法については、古くからいろいろなものが考えられています。代表的なブラッシング法を紹介します。

スクラッピング法（水平法）

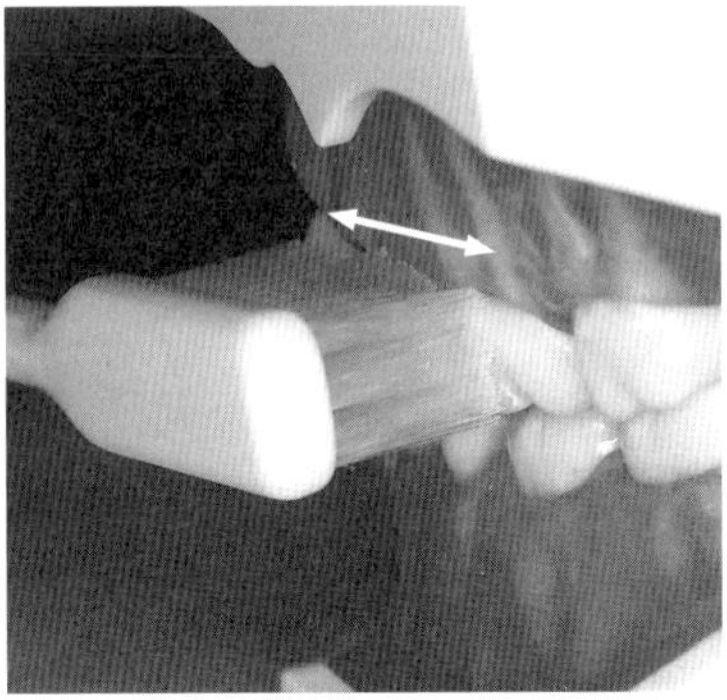

ブラシのヘッドを歯面に対して 90 度に当て、水平に動かす方法。もっとも簡単な方法なので多くの人が行っている。

ローリング法（回転法）

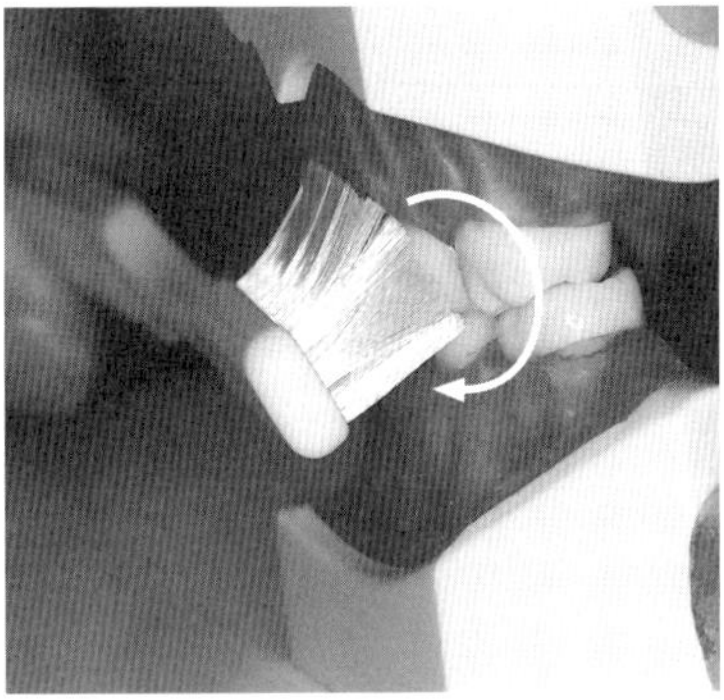

歯ブラシの毛先を歯根の方に向けて歯に当て、歯ブラシの柄を軸として毛束を回転させ毛の脇腹で歯面を刷掃する方法。

スティルマン法（振動法）

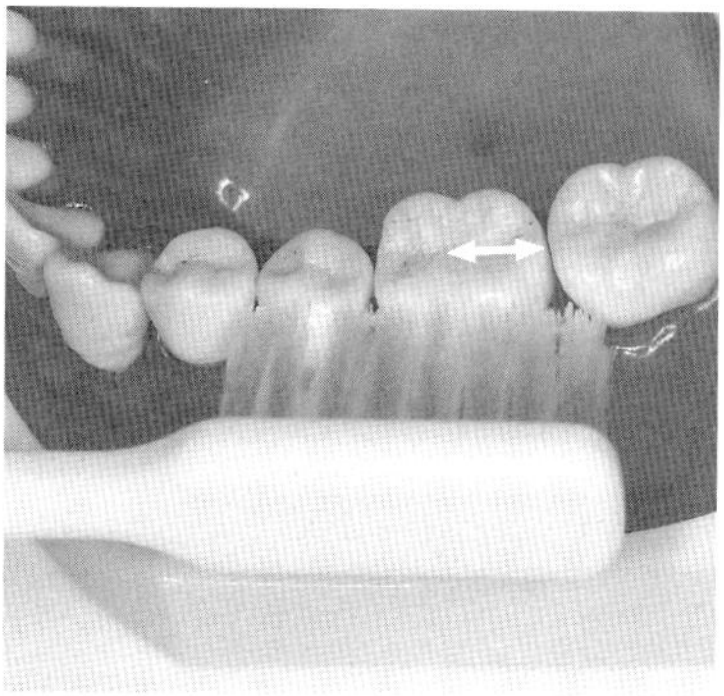

歯ブラシの脇腹を歯と歯肉の境目に当て、歯ブラシがその位置から動かないようにして振動を与える。

チャーターズ法

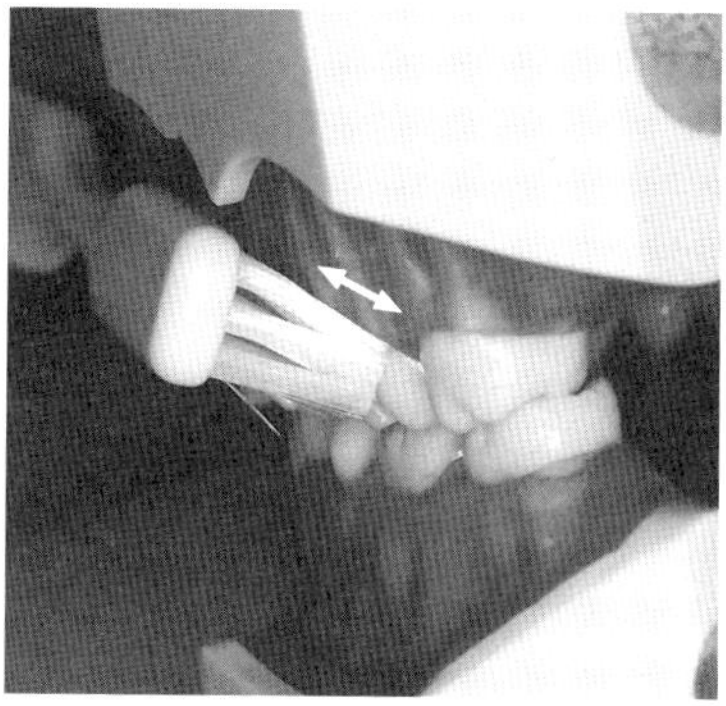

歯ブラシの脇腹を歯面に斜めに当て、毛先を咬合面（歯の噛む面）の方向に向ける。歯ブラシを回転運動させながら前後に動かす。毛先を歯と歯の間に貫通させる。

バス法

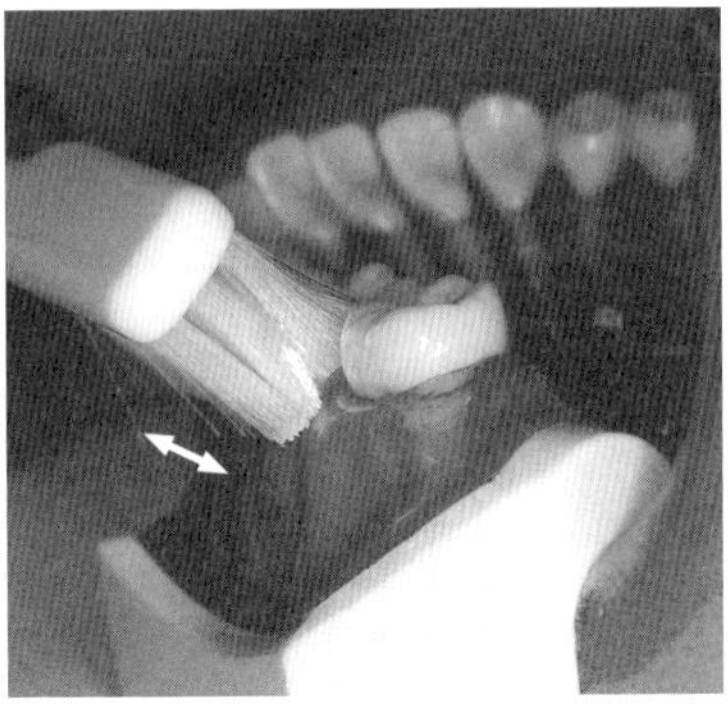

毛先を歯肉溝に入るように根の方に向けて斜めに当て、歯ブラシを前後に短いストロークで動かす。

片山式ブラッシング法

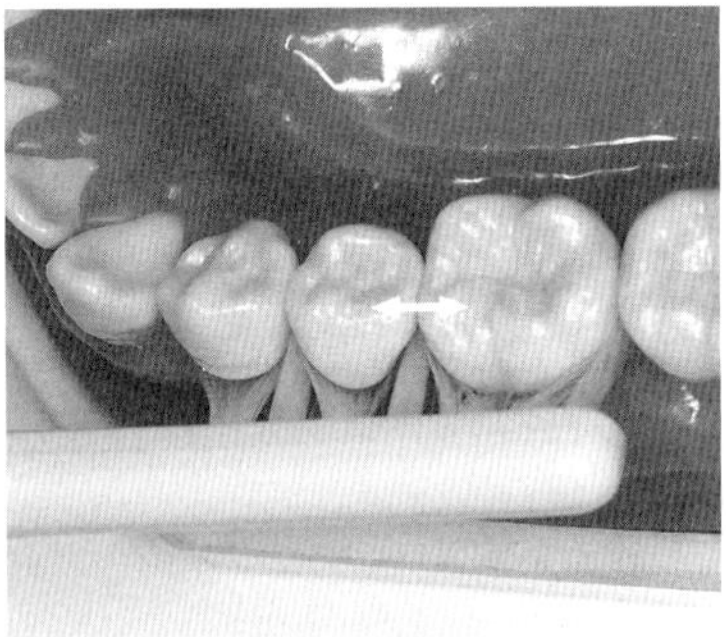

スクラッビング法からバス法までのブラッシング法は主として健康歯肉か軽度の歯肉炎を対象としたブラッシング方法だが、片山式ブラッシング法は歯周治療のためのブラッシング方法。詳しくは第4章参照。

3　電動歯ブラシ

電動歯ブラシは今から50年以上も前に紹介され、日々改良を重ね現在に至っています。電動歯ブラシを使ったことで、歯や歯肉の状態がよくなるという報告（＊2）もありますが、電動歯ブラシは身体的または精神的障害のある患者、手用ブラシを使えない患者、とりわけ動機づけが低い患者に用いるべきもの（＊3）だと考えられています。

4　歯間ブラシ

歯間ブラシは歯と歯の間に隙間ができてしまった場合や、大臼歯の根分岐部が露出したときに、その部分にはさまった食べ物滓を取り除くのに便利です。しかし、歯周組織の状態にあった歯間ブラシを使用しないと歯間乳頭を退縮させてしまったり、歯に傷をつけてしまったりする心配もあります。

5　デンタルフロス

歯と歯の間の清掃用具としては、デンタルフロスと呼ばれる糸もあります。フロスは歯面のプラークを除去することはできますが、歯周病で問題となる歯と歯肉の境目に停滞するプラークを除去することはできません。フロスは歯間に通すときに、歯に無用な側方力を与えてしまいます。また、乱暴にフロッシングを行うと歯間歯肉（歯間乳頭歯肉）を傷つけてしまう可能性もあります。フロスは歯周病のプラークコントロールにはあまりお勧めできません。

6　電気水流器

先端のノズルから圧をかけた水流を放出して、歯や歯周ポケットを掃除する器具も売られています。しかし、バイオフィルムを形成しているプラークは多少の水流圧では吹き飛ばすことはできませんし、歯や歯周ポケットに付着するプラークに的確に水流を当てるのは至難の技です。したがって、プラークコントロールのために使用しても、ほとんど効果を得ることはできません。

＊2　Warren PR1, et al.: A practice-based study of a power toothbrush: assessment of effectiveness and acceptance. J Am Dent Assoc. 2000 Mar; 131(3): 389-94.

＊3　J.Lindhe、岡本浩監訳『Lindhe 臨床歯周病学とインプラント 第4版』医歯薬出版、2005年、494－496頁

歯石とスケーリング

プラークと同様に、歯の表面に沈着するものとして歯石があります。歯石は黄白色から茶褐色をした硬固物で、プラークが石灰化したものと考えられています。歯にしっかりと付着しているため、歯ブラシで除去することはできません。したがって歯石の除去は専門家の手にゆだねることになります。歯石を除去することをスケーリングといいます。

歯石は歯肉縁上の歯石と歯肉縁下の歯石に分けられます。ブラッシングのじゃまになる歯肉縁上の歯石は適宜除去する必要がありますが、歯肉縁下のスケーリングはむやみに行うべきではありません。歯肉に炎症のある状態で歯肉縁下のスケーリングをすれば、出血して菌《きん》血症《けつしょう》を引き起こしてしまう可能性があるからです。また、やみくもな器具の操作は歯根面を傷つけてしまいます。

スケーリング時の出血により引き起こされる菌血症というのは、細菌が血中に入り込んでしまう状態をいいます。抜歯やスケーリング時に菌血症が起こることは昔から知られていました（＊4）（＊5）（＊6）（＊7）。血中に細菌が入り込めば、後述するペリオドンタルメディスンの原因になりかねません。

緑色連鎖球菌は口腔内常在菌で、細菌性心内膜炎の原因菌の一つといわれています。スケーリングをはじめとして、抜歯や歯周外科手術、ルートプレーニングなどを行った際の出血時に菌血症を起こして細菌が心臓に到達し心内膜炎を発症させると考えられています。歯科治療ではなるべく菌血症を起こさないように治療を進めることが肝要で、スケーリングをはじめとして抜歯や歯周外科手術など、出血を伴う観血的な処置はなるべく控えるようにするべきです。

ハロルド・ローの実験からも分かるように（25頁）、歯肉炎の原因はプラークで歯石ではありません。したがって、いくら歯石を一生懸命取ってもプラークコントロールがきちんとできていなければ、歯肉炎を治すことはできません。

歯周病学の教科書にも「歯肉縁下歯石は感染の二次的産物であり、歯肉炎の一時的原因でないことは明らかである」（＊8）と書いてあります。

「歯石はつけておくよりは、そりゃあ取ったほうがよいでしょう。だけど、多少の歯石がついているからといって特に問題はありません。それより大切なのはプラークの除去です。これをきちんとやらなければ歯周病は治りません」（＊9）ということになります。

適切なブラッシングをすれば歯肉の浮腫が取れ、ポケット内に存在する歯石は見えてくるので、歯肉縁下の歯石はそのときに取れば、出血させることなく安全に行うことができます。

歯周治療開始時

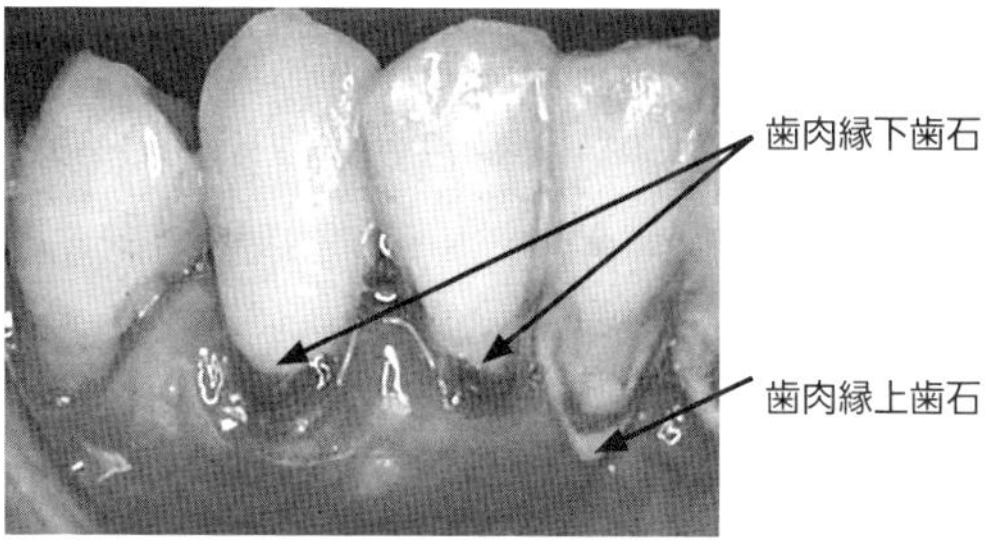

歯と歯肉の境目に歯石が沈着している。黒っぽいのが歯肉縁下歯石、白っぽいのが歯肉縁上歯石。歯肉縁下歯石が歯肉縁上に認められるのは、以前、歯肉縁下で形成された歯石が歯肉の退縮により、歯肉縁上に現れてきたからだと考えられる。

歯周治療終了時

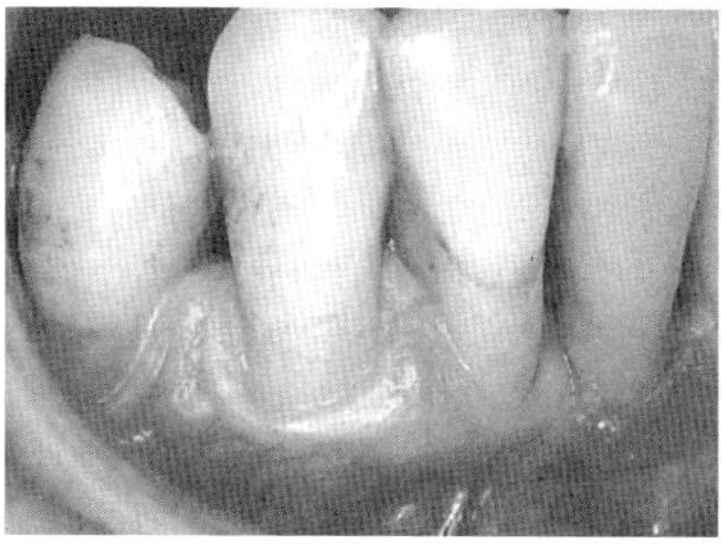

ブラッシング、スケーリングなど一連の歯周治療終了時。歯肉の炎症は消退して、引き締まって健康な状態。

歯石の除去

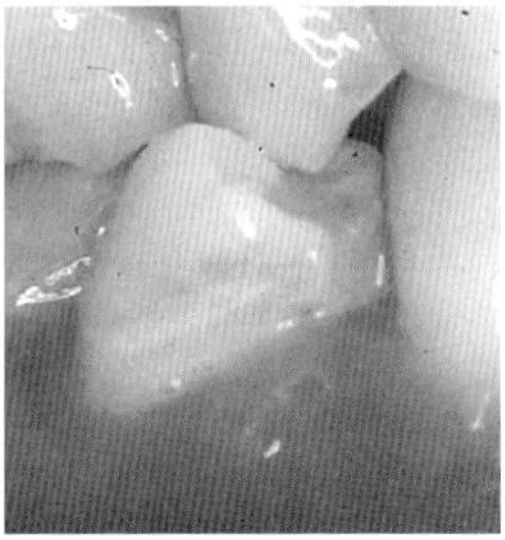

①プローブで歯石を触知する。

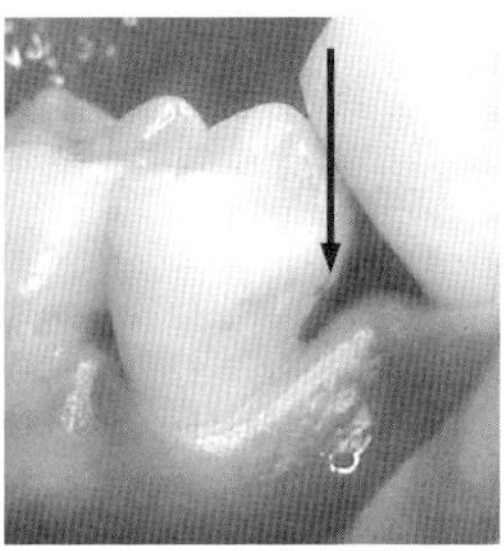

②ブラッシングで歯石が顔を
出した。

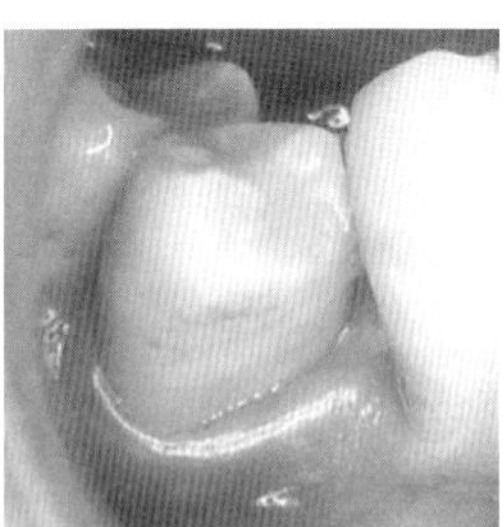

③歯石を除去すると健康歯肉
がせり上がってきた。

スケーリング

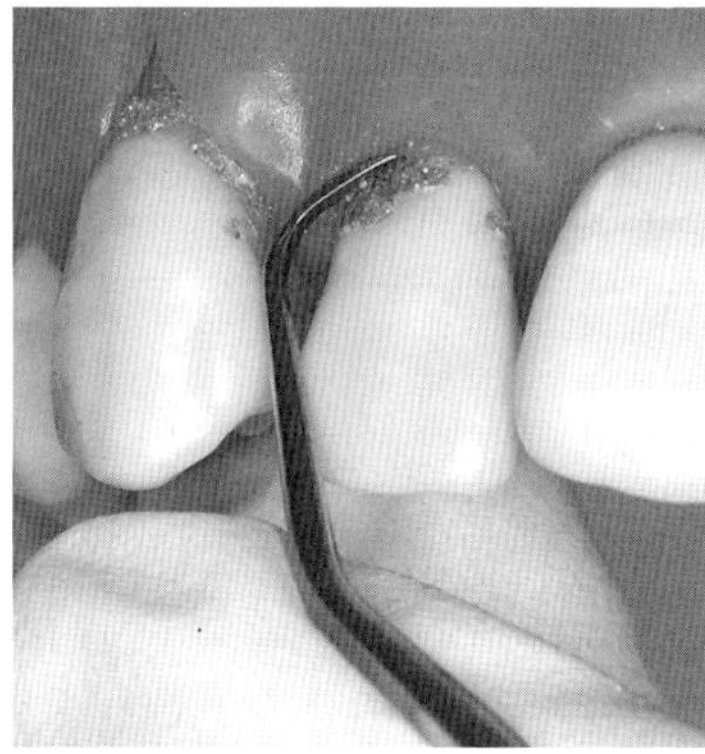

歯石除去（スケーリング）はスケーラーあるいはキュレットと呼ばれる手用の器具を用いて、歯面に沈着した歯石をこそぎ取る。

スケーラーとキュレット

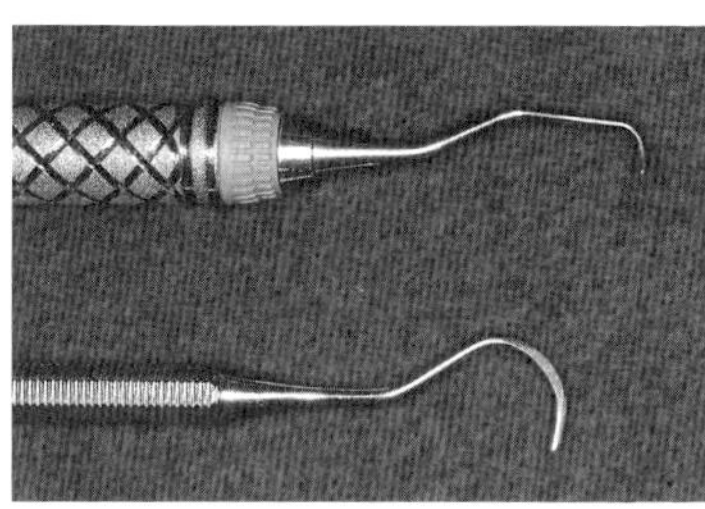

スケーラー（下）とキュレット（上）は刃の形態が若干異なる。

＊４　Otten,J.E., et al.: Anaerobic bacteremia following tooth extraction and removal of osteosynthesis plates. J.Oral Maxillofac. Surg.45: 477-480, 1987

＊５　Fine,D.H., et al: Assessing pre-procedural subgingival irrigation and rinsing with an antiseptic mouserinse to reduce bacteremia. JADA, 127: 641-646, 1996

＊６　下野正基、飯島国好編『治癒の病理―リオ・エンドの臨床のために』医歯薬出版、東京、１９８８年、１０３頁

＊７　Ramfjord,S.P, Ash,M.M.『歯周病の基礎と臨床』医歯薬出版、東京、１９８４年、６７５頁

＊８　J.Lindhe、岡本浩監訳『Lindhe 臨床歯周病学とインプラント 第４版』医歯薬出版、２００５年、１０７頁

＊９　片山恒夫『歯槽膿漏―抜かずに治す』朝日新聞社、１９９０年、１７５頁

ＰＭＴＣ（プロフェッショナル・メカニカル・トゥースクリーニング）

歯科医師や歯科衛生士によって、歯面のプラークを機械的に清掃することをＰＭＴＣといいます。ＰＭＴＣは回転器具に取り付けたラバーチップやラバーカップに研磨剤を塗布して、歯面を清掃します。

日本の歯科医院のウェブサイトではＰＭＴＣの必要性を盛んに強調していますが、果たしてＰＭＴＣは歯周病の治療や予防にそれほど効果があるのでしょうか。

ＥＢＭ（根拠に基づく医療）を行う上で欠かせないデータベース、コクランライブラリーにスケーリングと歯面研磨についてのシステマティックレビュー（74頁）があります（＊10）。この論文では、定期的なスケーリングと歯面研磨は歯肉炎、ポケット深さなどに変化をもたらさないと報告しています。つまり、定期的に歯科医院に行って、スケーリングやＰＭＴＣを行っても、歯科医院のホームページで宣伝しているほど、歯周治療の効果は期待できないということになります。

ＰＭＴＣの目的はバイオフィルムを除去することで、歯面を清掃するだけの歯面研磨とは違う、とスウェーデンのイエテボリ大学で勉強してきた衛生士さんからお叱りを受けそうです。しかし、その目的が違っていても手技はまったく変わらないスケーリングとルートプレーニングを一緒にしてＳＲＰと表現するように、臨床的にはＰＭＴＣと歯面研磨を明確に区別することはできません。したがって、コクランの論文の歯面研磨をＰＭＴＣと読み替えてもさほど問題はないと私は考えています。

ＰＭＴＣはあくまでプラークコントロールがきちんとできた上で行うべきものです。プラークコントロールがいい加減でも、定期的に歯科医院に行ってＰＭＴＣをしていれば予防や治療ができるというものではありません。

私が言いたいのは、「ブラッシングをいい加減にやっていても、定期的に歯科医院に行って、スケーリングとＰＭＴＣをやってもらえば大丈夫」と患者さんが勘違いしてしまわないように注意してほしいということです。

決して、ＰＭＴＣを否定しているわけでも、必要ないと言っているわけでもありません。

＊10　Lamont,T., et al.: Routine scale and polish for periodontal health in adults. Cochrane Database Syst Rev. 2018 Dec 27; 12: CD004625. Doi

歯周炎の発症、進行と治療

歯周炎とは

「おかあさん、歯医者へ行った？」

「行ってきたわよ」

「歯医者さん、何て言ってた？」

「歯周炎だって」

「歯周炎？　歯肉炎と違うの？」


歯周炎は炎症が歯肉だけにとどまらず、歯周組織全体に波及した歯周病です。歯周組織の破壊を伴うことが歯肉炎との大きな違いです。

歯周炎は歯肉炎から移行して発症すると考えられています。歯肉炎の状態で移行していた歯周組織が、何らかのきっかけで歯と歯肉の付着を損傷することで歯周炎が始まります。

歯周炎は破壊の程度に応じて軽度なものから中等度、重度、末期と分類されます。その進行は段階を踏んで一律に悪化するわけではなく、軽度歯周炎の状態で長い間とどまっているものがある一方、短期間で重度歯周炎に陥ってしまうものもあります。

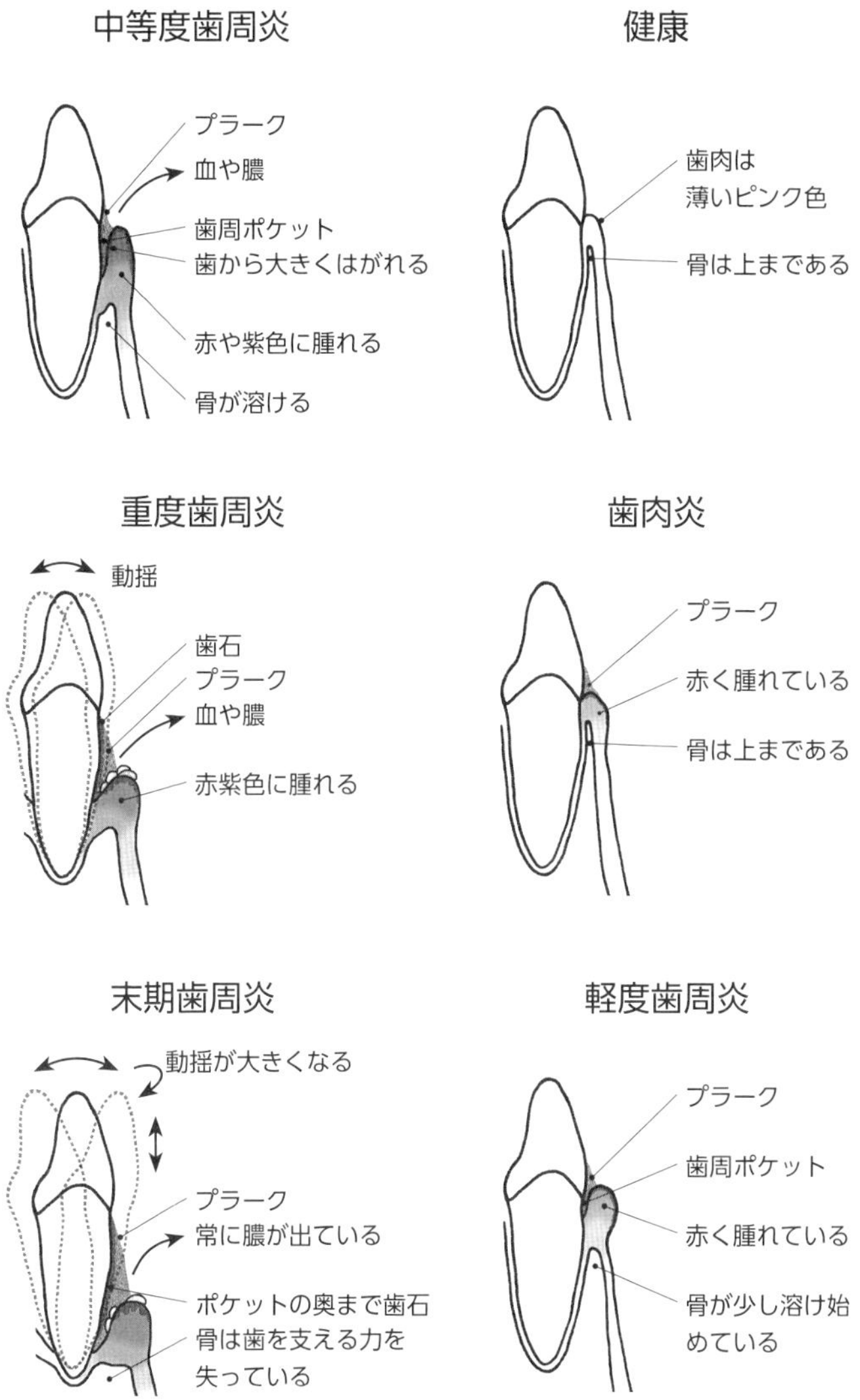
健康
歯肉は
薄いピンク色
骨は上まである
歯肉炎
プラーク
赤く腫れている
骨は上まである
軽度歯周炎
プラーク
歯周ポケット
赤く腫れている
骨が少し溶け始
めている
中等度歯周炎
プラーク
血や膿
歯周ポケット
歯から大きくはがれる
赤や紫色に腫れる
骨が溶ける
重度歯周炎
動揺
歯石
プラーク
血や膿
赤紫色に腫れる
末期歯周炎
動揺が大きくなる
プラーク
常に膿が出ている
ポケットの奥まで歯石
骨は歯を支える力を
失っている

歯周炎の検査

「おかあさんの歯周炎って、ひどいの?」

「レントゲン写真撮って、何ミリ何ミリって、歯周ポケットも調べてもらったわ」

「ふーん、それで?」

「歯を支えている骨はそれほど溶けていないし、歯周ポケットが少し深いところがあるけど、それほど進んでないって」


歯周炎の進行程度は、歯と歯肉の状態をみただけでは判別できません。エックス線写真と歯周ポケットの状態や歯の動揺度でその進行程度を推し量ります。

エックス線写真では歯根の周囲の黒さに注目します。黒さが増せば増すほど重度ということになります。黒いのは歯槽骨がそれだけ溶けてしまっていることを表しています。

歯周ポケット検査では深さと出血の有無を調べます。歯周ポケット深さが深いほど歯周炎は重度ということになります。

そのほか、歯の動揺度も参考にします。動揺のある歯は歯周炎が進行していることが考えられます。

エックス線診査（レントゲン検査）でみる歯周炎の進行

①歯肉炎

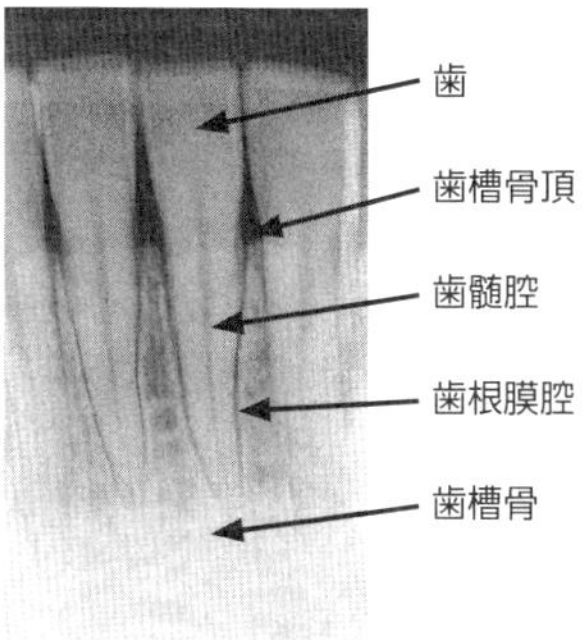

エックス線（レントゲン）写真では歯や骨は白く写る（不透過像）。歯や骨などの硬組織ではない部分は黒く写る（透過像）。歯髄腔や歯根膜がこれに当たる。歯槽骨が溶けてしまったところも黒く写る。したがって歯根の周囲の黒さが増しているほど、歯周炎は重症ということになる。

②軽度歯周炎

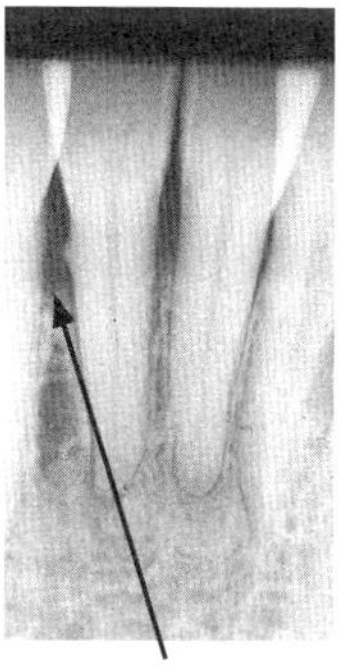

骨が少し溶け始めている。

③中等度歯周炎

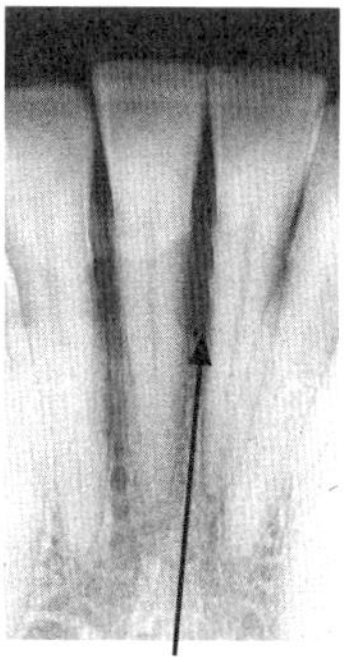

骨が 1/2 までなくなっている。

④重度歯周炎

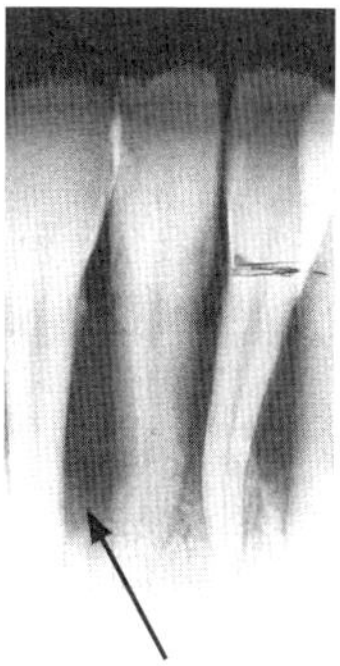

骨が 1/3 も残っていない。

⑤末期歯周炎

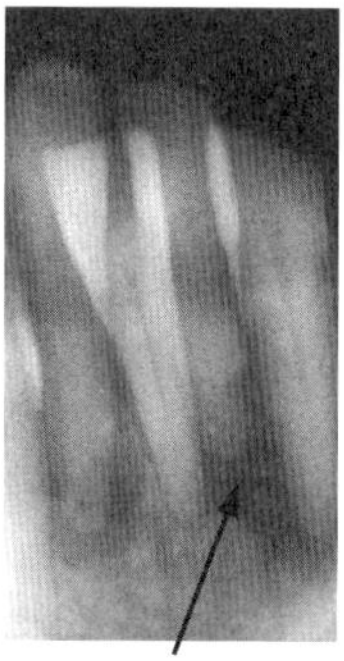

骨の支えを完全に失っている。

歯周ポケット

歯周ポケットというのは、歯と歯肉の境目にできる深い溝のことです。健康な歯肉でも歯と歯肉の間に歯肉溝と呼ばれる溝が存在します。歯肉溝は深くても1ミリ程度の深さで、溝が存在しない場合もあります。この溝の部分が病的な理由で深くなったものをポケットと呼びます。ポケットの深さは歯肉頂からポケットの底部までの距離を測定します。

ポケットには歯肉（仮性）ポケットと歯周（真性）ポケットの2種類があります。歯肉に炎症を起こして歯肉が腫れ上がってできたポケットを歯肉ポケットといいます。一方、付着の破壊によって形成されるポケットが歯周ポケットです。

歯周炎が進行すると組織破壊の程度に応じて歯周ポケットが深くなっていきます。深さが3ミリ程度になると組織破壊が始まっている可能性があります。そして、6ミリを越えてくると歯周炎はかなり進行していると判断されます。ポケットはプローブという器具を使って測定します。深さを測るとともに、出血の有無も調べます。

ポケットは歯肉頂からポケット底部までの長さを測りますが、経時的に変化しない定点、例えば、エナメル質とセメント質の境界部からポケット底までの長さをアタッチメントロスといいます。アタッチメントロスが大きい歯は、組織破壊が進行した歯ということになります。

プローブ

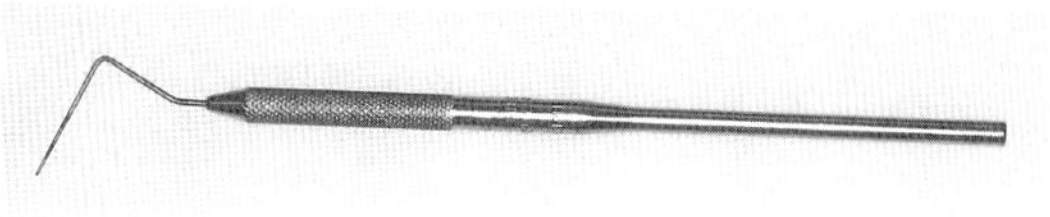

歯周ポケットの深さを測る器具。

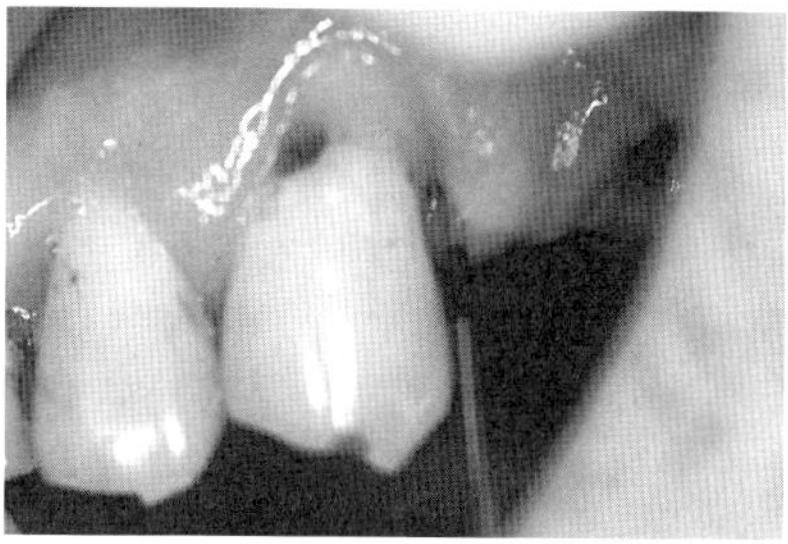

プローブを歯周ポケットに挿入しているところ。

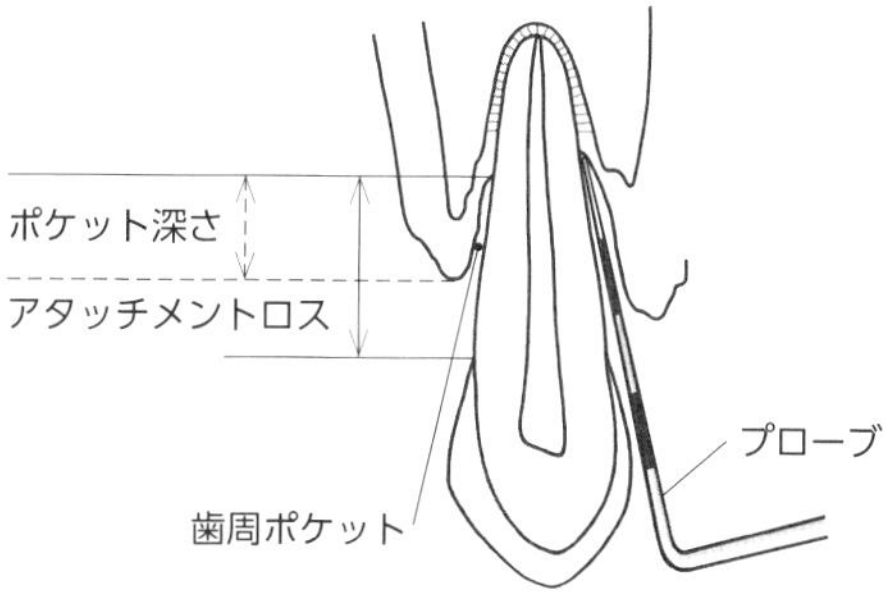

ポケット深さは３ミリくらいまではほとんど問題なく、６ミリを越えると重度歯周炎と考えられている。経時的に変化しない点からポケット底部までの距離をアタッチメントロスという。

歯周ポケットの形成

歯周ポケットの形成は、歯と歯肉が付着している上皮性付着といわれる部分が破壊されることで始まります。この部分が破壊されてしまう原因ははっきり分かっていませんが、本来は身体を守る役割の免疫応答が関与していると考えられています（＊11）。

細菌が歯と歯肉の境目に沈着していると、それが体内に侵入することを防ぐために免疫細胞である白血球、特に顆粒球（好中球）が歯周組織に遊走してきます。顆粒球を局所に送り込むために血管が拡張したり、透過性が増したりすることで歯肉炎が起こります。顆粒球は貪食といって自らの中に取り込んだ細菌を活性酸素などによって破壊するので、局所に多量の顆粒球が存在すると、細菌だけではなく歯周組織まで破壊してしまうことになります。この免疫応答に伴いプロスタグランジンやマトリックスメタロプロテアーゼなどの産生が更新され、破骨細胞も出現して歯周組織破壊がさらに進行してしまいます。

顆粒球によって接合上皮付着が傷つけられると、その傷口を治すために上皮細胞が増殖します。この上皮細胞は根の先の方向に移動して傷をふさごうとするので、このとき歯周ポケットが形成されてしまうわけです。この現象を専門用語で上皮の根尖《こんせん》側《そく》移動といいます。

＊11　下野正基『新編 治癒の病理』医歯薬出版、２０１１年、95－98頁

①健康な歯周組織

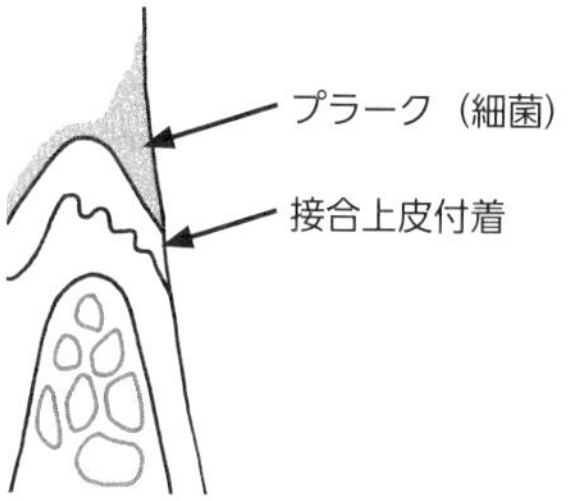

歯と歯肉の接合部分を接合上皮付着という。この部分が損傷を受けることで、歯周炎が始まる。

②接合上皮の損傷

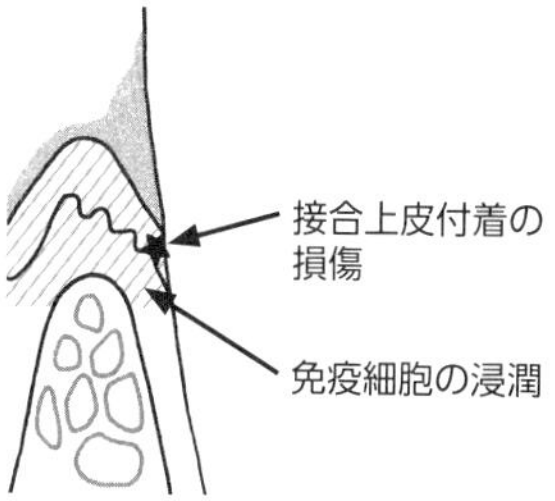

接合上皮が何によって傷つけられるかはっきりとは分かっていないが、細菌や内毒素によって傷つけられるのではなく、免疫細胞の過剰反応によって起こるのではないかと考えられている。

③歯周ポケットの形成

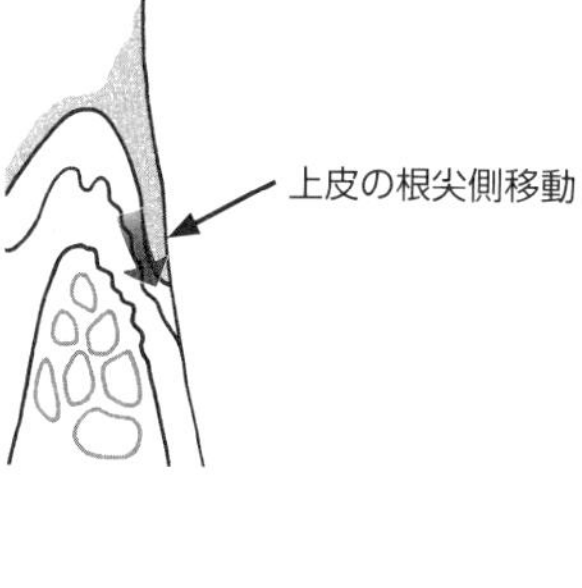

接合上皮が損傷を受けると、その傷口をふさぐために上皮細胞が増殖してくる。その結果、上皮の付着位置が根尖の方向に移動するために、歯周ポケットが形成される。

歯周炎の治療　歯周ポケットに対するアプローチ

「えぇっ！　おとーさんも歯周病なの？」

「ああ、会社のそばの歯医者に行ったらそう言われた」

「悪いの？」

「だいぶん進んでいるから歯周外科手術が必要かもしれないって」

「手術!?　歯医者でも手術があるの？」


ひとたび歯周ポケットが形成されると、ポケット内にはプラークが停滞し、歯周炎はさらに悪化してしまいます。歯肉縁上プラークをブラッシングでコントロールして、細菌の棲み処となる歯石をスケーリングで除去し、細菌によって汚染された歯根面はルートプレーニングで清掃するというのが歯周炎治療の基本的な考え方です。

歯周ポケットが深くなってしまうと、ポケット底部をきれいにすることが難しくなるので、器具を到達させるために歯肉を切開して掃除をするのが歯周外科手術です。

歯周ポケット自体を取り除く手術もかつては盛んに行われていましたが、現在ではあまり行われていません。

スケーリング・ルートプレーニング（ＳＲＰ）

歯周ポケット内に露出した歯根の表面には、歯石のほかに細菌の内毒素や軟化セメント質などが存在しています。これらの沈着物のうち歯石を除去するのは「スケーリング」、軟化セメント質などを除去して、歯根面を硬く平滑にする行為は「ルートプレーニング」と呼ばれています。スケーリングとルートプレーニングはその目的は違いますが、同じ器具で一連の操作を行うので、二つの処置を合わせてＳＲＰと呼んでいます。ＳＲＰは手用のスケーラーとキュレット（38頁）を用いて行います。

ルートプレーニングの目的として歯根表面についた内毒素（リポ多糖・ＬＰＳ・Lipopolysaccharide）の除去があります（＊12）。内毒素はグラム陰性桿菌の外膜構成成分です。内毒素は歯周組織によりその存在を感知されると、炎症性サイトカインやプロスタグランジンの産生を惹起《じゃっき》して炎症反応を促進するので、歯周炎との関連が疑われています（＊13）。

内毒素は「毒素」という言葉がついていますが、コレラ菌の溶血毒素や破傷風菌の神経毒素などの外毒素と違って、炎症を惹起する以外に毒性はほとんど認められません。内毒素の「毒素」によって歯周組織が破壊されるわけではないので、言葉の響きに惑わされて必要以上に恐れる必要はありません。

内毒素は歯周ポケット内ではセメント質表層に付着しているにすぎないので、水洗で十分に除去できるといわれています（＊14）。したがって、内毒素に対するルートプレーニングはあまり必要ないということになります。軟化したセメント質を取り除いても取り除かなくても、プラークコントロールが良好であれば、どちらの処置も治癒が得られたという研究（＊15）もあり、セメント質除去の効果を疑問視している研究者もいます（＊16）。内毒素の除去やセメント質を硬く平滑な歯根面にするというルートプレーニングの行為は、それほど必要ないのかもしれません。

＊12 J.Lindhe、岡本浩監訳『Lindhe 臨床歯周病学 第1版』医歯薬出版、東京、１９８６年、３１０頁
＊13 奥田克爾『口腔細菌の感染の仕組み』医歯薬出版、東京、２００４年、33頁
＊14 Moore,J., et al. “The distribution of bacterial lipopolysaccharide(endotoxin) inrelation to periodontally involved root surface” Journal of Clinical Periodontology (1986)
＊15 Oberholzer,R., et al. Root cleaning or root smoothing. J Clin Periodontol. 1996 Apr; 23(4): 326-30.
＊16 Nyman,S., et al. “Role of “diseased” root cementum in healing following treatment of periodontal disease”Journal of Clinical Periodontology (1988)

歯周外科手術

１９６０年代までは、歯周ポケットを除去することが歯周外科手術の目的でした。したがって、深い歯周ポケットはすべて歯周外科手術の適応であると考えられていました。しかし、１９７０年代になると、そのような考え方に疑問を持つ歯周病学者が増えてきました。

歯周ポケットの深さはプローブを用いて測定しますが、その測定値はポケットの深さを示すと考えられます。しかし、１９７０年代になるとプローブで計測した値と「真の」ポケットの深さが一致することはまれであることが指摘されるようになりました(*17)。さらに、プロービングの値と病変の活動性の有無との間に明らかな関係はないことがはっきりしてきたこともあって、プロービングの数値が深いからといって、歯周外科処置をする理由にならないと考えられるようになりました。そのため、現在行われている歯周外科手術は、根面を露出させ掃除を確実に行うために歯肉切開するアクセスフラップと、プラークコントロールを容易にする歯肉形態をつくるための手術が主流になっています。

しかし、そのような外科手術も患者自身の適切なプラークコントロールがなければ成功しないことが教科書では力説されています。

*17 J.Lindhe、岡本浩監訳『Lindhe 歯周病学とインプラント 第4版』クインテッセンス出版、２００５年、４４７－４４８頁

歯周治療の流れ

現在日本で行われている歯周治療の流れは、日本歯周病学会の発表した「歯周治療の指針2015」に書かれたガイドラインのこの図を見れば大体のところが分かると思います。

歯周治療の標準的な進め方

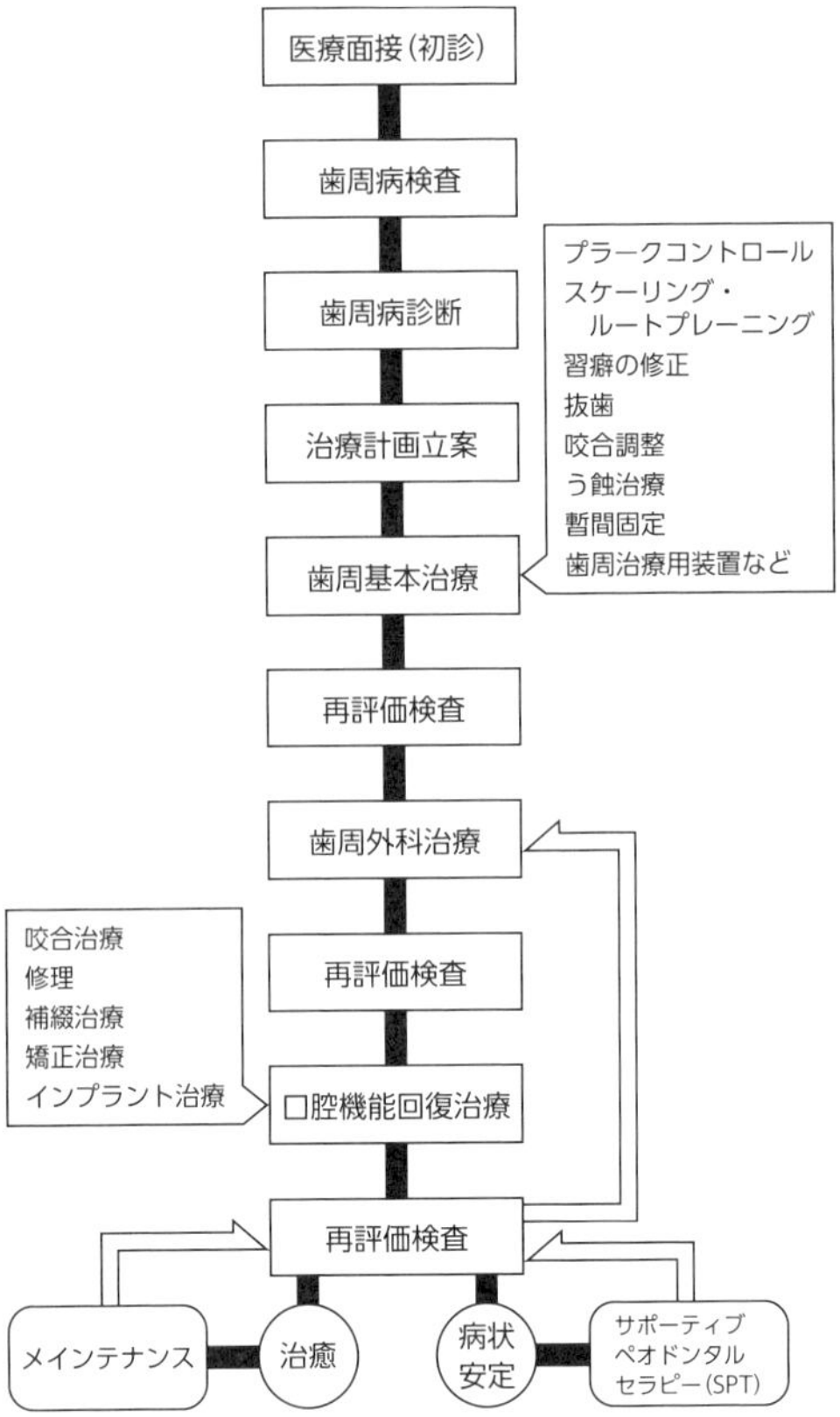

『歯周治療の指針 2015』医歯薬出版より改変

日本歯周病学会の発行した歯周治療の指針は専門家向けのもので、難しい専門用語が並んでいるため、一般の人がこれを見ても、よく分からないと思います。診療室ではおおよそ次のようになるでしょう。

医療面接（初診）

「すみません、歯肉が腫れているって娘に言われたのですが……」
「そうですか、確かに歯周病の傾向がありそうですね、歯周病の検査をしましょう」

歯周病検査、歯周病診断

「歯周病の検査は、エックス線診査と歯周ポケット検査を行います」
「はい、分かりました」
「検査の結果をみると、軽度から中等度の歯周炎になっているようです」

治療計画立案

「どんな治療が必要ですか？」
「衛生士さんにブラッシングの方法を習って歯石を除去してもらってください。歯の表面についている着色もクリーニングしておきましょう。歯周ポケットが深いところはＳＲＰをする必要があるかもしれません。今回は削ったり、抜いたりする必要はなさそうです」

歯周基本治療

「こんにちは、ブラッシング指導と歯石除去、クリーニングを担当させていただく衛生士です。よろしくお願いします」

「こちらこそよろしくお願いします。あのー勝手言って申し訳ないのですが、なるべく痛くないようにお願いします」

「はい、分かりました。十分注意します。少しでもしみたりしたら教えてください」

再評価検査

「ブラッシング、ずいぶん頑張ったようですね。歯肉が引き締まってピンク色になっています。歯周ポケット検査の結果、ポケットも浅くなっているので、予定していたＳＲＰはやらなくて済みそうです」

「よかった。歯ブラシ一生懸命やったかいがありました。有難うございます」

歯周外科治療

「ところで、夫は会社のそばの歯医者さんに行っているのですが、そこで歯周外科手術が必要だって言われているのですが」

「再評価検査の結果、歯周ポケットが深くて、歯根面の掃除が難しいときは歯肉を切開剥離して器具が到達できるようにすることもあります」

「痛そうですね」

「歯周外科手術をするには、ブラッシングがきちんとできていることが前提です」

「へぇー、そうなんですか、あの人ぜんぜんブラッシングしないんです」

「その状態で手術をしても痛いだけ損ですよ。しかも、手術をすると歯根が見えてきて、歯間空隙も大きくなってしまいます」

「じゃあ、まずきちんとブラッシングしなければいけないわけですね」

「そういうことです。でもブラッシングをちゃんとやれば、歯周外科手術はやらなくても済むと思います。私が歯周治療を教わった片山恒夫という歯科医は、ブラッシングをきちんとすれば、歯周外科手術は必要なくなると言っています」

口腔機能回復治療

「夫は抜かなければいけない歯も何本かあるみたいです。それらの歯を抜いて、歯周外科手術した後は、セラミックの歯を入れると言われているらしいのですが」

「歯周ポケットに対する処置が終わった後、クラウンやブリッジなどの補綴物を入れたり、インプラントを埋入したりして口腔機能を回復する必要が出てくる場合もあります。でも、口腔機能回復の治療に関しては、歯科医によって考え方もやり方もすべて異なると言ってよいと思います」

「インプラントも入れるらしくて、目の玉が飛び出るくらい費用がかかるみたいです。本当にそれだけの治療が必要なのでしょうか？」

「拝見してみないと分かりませんが、私は簡単に抜かない方がよいと思っています。インプラントや奥歯にセラミックを入れるのも、あまり好ましくないと思っています。現在、日本で行われている歯周治療は実に多種多様で、極端に言えばそれぞれの歯科医が好き勝手に治療を行っていると言ってよいような状態ですから、いろいろ治療法があると思います」

「そうですか。1回診ていただけますか？」

「はい」

歯周外科手術は必要なのか

リンデやランフォードなど歯周病学者は、歯周外科手術を行った場合と行わなかった場合、その治療効果に有無があるかどうかを比較しました。その結果、歯周外科手術をしてもしなくても、経年的にその結果はあまり変わらない、という研究結果を発表しました（＊18）（＊19）（＊20）（＊21）。私たちも歯周外科手術は必要ないと考えています。片山式ブラッシング（134頁）を行えば、歯肉の腫れが治まり歯周ポケットはどんどん改善して、ブラッシングで根面の清掃ができるようになるからです。わざわざ痛い思いをして、根面を清掃するためのアクセスフラップを開ける必要はないわけです。ましてやプラークコントロールをしやすくするために、歯肉の形態を整形することにはまったく意味がないと考えています。

片山式ブラッシングを案出した片山先生は、以前から歯周外科手術は意味がない、かえって弊害があると主張していました。その理由は以下の通りです。

1、歯周病の原因は細菌なので、歯茎を切開して根元を掃除するだけのフラップ手術をしても、それで原因が除去できるわけではない。
2、手術をしてもしなくても、治療のブラッシングだけで十分回復できる。
3、手術をしたからといって、その後ブラッシングをしなくてよいわけではない。
4、手術でも救えないような重度の歯周病でも、片山式歯周治療で治すことができる。

5、手術はたとえ軽いものでも、歯周支持組織の減少を招いてしまう。

6、歯周病治療で一番重要なのは患者さんのブラッシングなのに、手術をすると、これだけ大変な思いをしたのだから、と患者さん自身が行うブラッシングがおろそかになってしまう傾向がある。

7、手術しないで「自分で治した」という意識が後々のメインテナンスに重要な役割を果たすのに、その意識を獲得するチャンスを奪ってしまう。

歯周外科手術をすれば、それだけで歯周病が治るというわけではありません。歯周ポケットが一時的に浅くなるだけです。あまり上手でない歯科医が、ただやみくもにフラップを開けて根面を掃除するだけでは、ポケットの改善もままなりません。歯周外科手術は痛い思いをするだけで、患者さんにはほとんど益はないと私たちは考えています。

＊18 Ramfjord,S.P. “4 modalities of periodontal treatment compared over 5 years”, Journal of Clinical Periodontology (1987)

＊19 Kaldahl,WB., et al. “Long-term evaluation of periodontal therapy: 1.Response to 4 therapeutic modalities”, Journal of Periodontology (1996)

＊20 Renvert,S., et al. “5-year follow up of periodontal intraosseous defects treated by root planing orflap surgery”, Journal of Clinical Periodontology (1990)

＊21 Rosling,B., Nyman,S., Lindhe,J. “The effect of systematic plaque control on bone regeneration in inflabony pockets”, Journal of Clinical Periodontology (1976)

第2章　日本の歯周治療の実態

現代の歯周治療

歯槽膿漏の時代と変わらない

歯周ポケットからジワジワと膿が出て、歯周支持組織が大きく破壊されてしまう重度歯周炎は、かつて「歯槽膿漏」と呼ばれ、不治の病として恐れられていました。歯槽膿漏には有効な治療法が存在せず、ほとんどの歯は抜歯されていました。

正確なデータは残されていませんが、第二次世界大戦直後の日本では、多くの人が歯槽膿漏に悩まされていたと考えられます。私の父も母も祖母も伯父も、戦争で生き残った身内はことごとく歯槽膿漏で歯を失い、30代、40代で入れ歯になっていました。戦後間もない時期に作られた、黒沢明や小津安二郎の映画を観ると、質の悪い画面を通してでも、歯槽膿漏に罹患していると思われる俳優を探し出すことができます。

歯槽膿漏の根治療法として、ノイマンがその著書で歯周外科手術を発表したのが1912年です。戦争前の日本でもこの治療は行われましたが、それほど一般歯科医には普及しなかったと思われます。ましてや戦後の混乱期には、患者さんも歯科医も食べるだけで精一杯で、歯槽膿漏の治療どころではありませんでした。

世の中が少し落ち着いて歯科治療を受けることが可能になっても、一般開業歯科医の歯槽膿漏治療は歯を抜いて入れ歯を入れるのが主なものでした。1961年に国民皆保険制度が敷かれ、来院患者数が急激に増加したことも、治療時間が短くて済む「歯槽膿漏はさっさと抜いて入れ歯にする」という治療の流れを後押ししていました。

「日本歯槽膿漏学会」が「日本歯周病学会」に名称を変更したのは1968年のことです。しかし、名前を変えたからといって歯周病の治療法が変わるわけではありません。歯周炎の治療法は、プラークコントロール、スケーリング、ルートプレーニング、歯周外科という戦前の治療内容とまったく変わっていませんでした。

歯周病学会が名称を変更したころ、欧米では、歯周ポケットの奥底に潜む細菌にアプローチをするために、歯周外科手術が盛んに行われていました。わが国でも、1970年代から1980年代にかけて、歯周外科手術が一大ブームとなり開業歯科医もこぞって外科手術を行うようになりました。しかし、せっかく歯周ポケットを取り除いても、プラークコントロールをしなければ歯周炎は再発してしまいます。また、時間経過とともに手術をしたものとしなかったものに違いがなくなってしまうことが、リンデやランフォードの研究で明らかになった（59頁）こともあり、歯周外科手術の熱狂は徐々にさめていきました。

もう一度、日本歯周病学会のガイドライン2015（54頁）をみてください。専門用語ばかりなので分かりにくいと思いますが、医療面接、歯周病検査、歯周病診断と用語が並んでいる中で、歯科医が積極的に介入する治療は基本治療と歯周外科治療だけです。下の方に書かれている口腔機能回復治療も歯科医が手を下す治療ですが、補綴治療が主たるもので、これを行ったからといって歯周組織の炎症や組織破壊など歯周炎の症状が治まるわけではありません。したがって、歯周治療のガイドラインの中で歯科医が行う動的歯周治療は、歯周基本治療と歯周外科治療だけということになってしまいます。

しかし、歯周基本治療というのは半世紀以上も前からある考え方で、特に目新しいものではありません。歯周外科手術も100年以上も前に発表されたものに多少変更を加えたにすぎません。つまり、この二つの治療法はすでに歯槽膿漏の時代に行われていたもので、当時からほとんど進歩していないと言っても過言ではありません。その上、歯槽膿漏の根治療法として歯周外科手術に希望を持っていた時代に比べ、歯周外科手術の限界もはっきりしてしまい、重度歯周炎に対する治療は歯槽膿漏の時代よりもさらに手狭になってしまっているわけです。

この本の「はじめに」に歯周炎の治療を行わない歯科医も少なくないと書きましたが、それは歯槽膿漏の時代と同様、歯周炎に有効な治療法が見つかっていないということにもその理由があるわけです。

教科書に載っている歯周外科手術

グリックマン『クリニカルペリオドントロジー』第2版、1958年

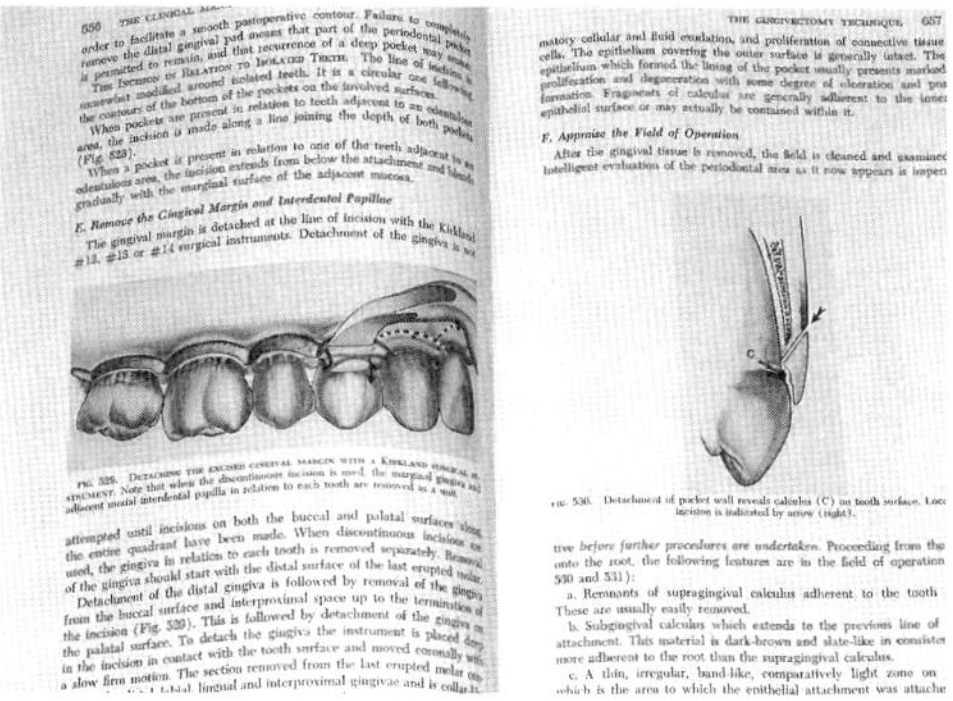
656 THE CLINICAL MA...

...order to facilitate a smooth postoperative contour. Failure to completely remove the distal gingival pad means that part of the periodontal pocket is permitted to remain, and that recurrence of a deep pocket may ensue.

THE INCISION IN RELATION TO ISOLATED TEETH. The line of incision is somewhat modified around isolated teeth. It is a circular one following the contours of the bottom of the pockets on the involved surfaces.

When pockets are present in relation to teeth adjacent to an edentulous area, the incision is made along a line joining the depth of both pockets (Fig. 528).

When a pocket is present in relation to one of the teeth adjacent to an edentulous area, the incision extends from below the attachment and blends gradually with the marginal surface of the adjacent mucosa.

E. Remove the Gingival Margin and Interdental Papillae

The gingival margin is detached at the line of incision with the Kirkland #12, #13 or #14 surgical instruments. Detachment of the gingiva is not

FIG. 529. DETACHING THE EXCISED GINGIVAL MARGIN WITH A KIRKLAND SURGICAL INSTRUMENT. Note that when the discontinuous incision is used, the marginal gingiva and adjacent mesial interdental papilla in relation to each tooth are removed as a unit.

attempted until incisions on both the buccal and palatal surfaces along the entire quadrant have been made. When discontinuous incisions are used, the gingiva in relation to each tooth is removed separately. Removal of the gingiva should start with the distal surface of the last erupted molar.

Detachment of the distal gingiva is followed by removal of the gingiva from the buccal surface and interproximal space up to the termination of the incision (Fig. 529). This is followed by detachment of the gingiva on the palatal surface. To detach the gingiva the instrument is placed deep in the incision in contact with the tooth surface and moved coronally with a slow firm motion. The section removed from the last erupted molar con... labial, lingual and interproximal gingivae and is collar...

THE GINGIVECTOMY TECHNIQUE 657

...matory cellular and fluid exudation, and proliferation of connective tissue cells. The epithelium covering the outer surface is generally intact. The epithelium which formed the lining of the pocket usually presents marked proliferation and degeneration with some degree of ulceration and pus formation. Fragments of calculus are generally adherent to the inner epithelial surface or may actually be contained within it.

F. Appraise the Field of Operation

After the gingival tissue is removed, the field is cleaned and examined. Intelligent evaluation of the periodontal area as it now appears is impe...

FIG. 530. Detachment of pocket wall reveals calculus (C) on tooth surface. Loc... incision is indicated by arrow (right).

...tive *before further procedures are undertaken*. Proceeding from the ... onto the root, the following features are in the field of operation ... 530 and 531):

a. Remnants of supragingival calculus adherent to the tooth ... These are usually easily removed.

b. Subgingival calculus which extends to the previous line of attachment. This material is dark-brown and slate-like in consiste... more adherent to the root than the supragingival calculus.

c. A thin, irregular, band-like, comparatively light zone on ... which is the area to which the epithelial attachment was attache...

リンデ『クリニカルペリオドントロジーとインプラント』第6版、2015年

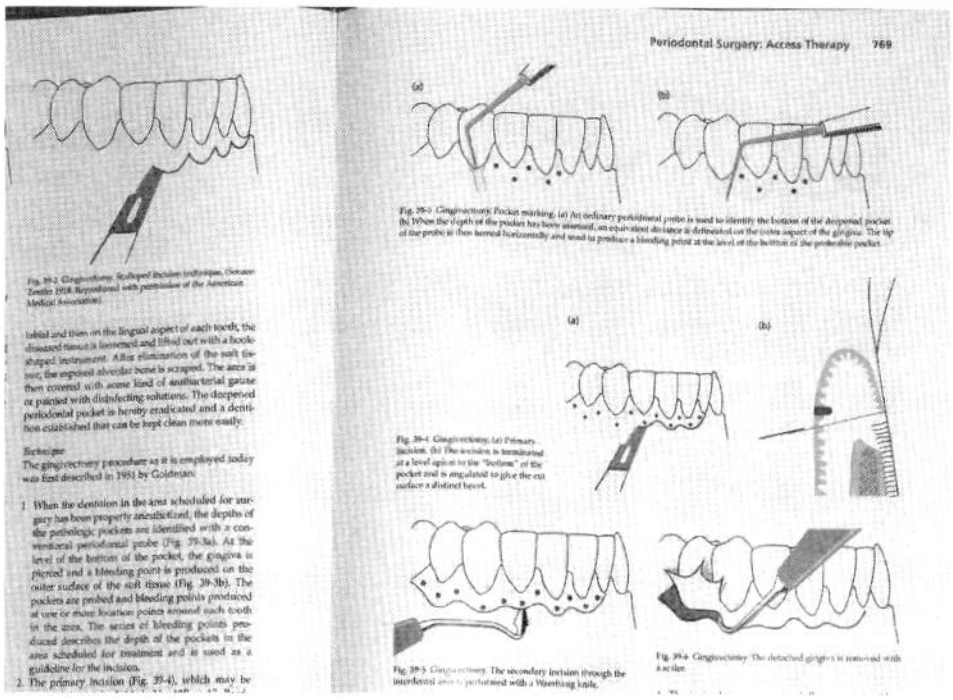
Periodontal Surgery: Access Therapy 769

Fig. 39-2 Gingivectomy. Scalloped incision technique. (Source: Zentler 1918. Reproduced with permission of the American Medical Association.)

labial and then on the lingual aspect of each tooth, the diseased tissue is loosened and lifted out with a hook-shaped instrument. After elimination of the soft tissue, the exposed alveolar bone is scraped. The area is then covered with some kind of antibacterial gauze or painted with disinfecting solutions. The deepened periodontal pocket is hereby eradicated and a dentition established that can be kept clean more easily.

Technique

The gingivectomy procedure as it is employed today was first described in 1951 by Goldman:

1. When the dentition in the area scheduled for surgery has been properly anesthetized, the depths of the pathologic pockets are identified with a conventional periodontal probe (Fig. 39-3a). At the level of the bottom of the pocket, the gingiva is pierced and a bleeding point is produced on the outer surface of the soft tissue (Fig. 39-3b). The pockets are probed and bleeding points produced at one or more location points around each tooth in the area. The series of bleeding points produced describes the depth of the pockets in the area scheduled for treatment and is used as a guideline for the incision.
2. The primary incision (Fig. 39-4), which may be

上が 1958 年に発行されたグリックマン著書に掲載されている歯周外科のページ。下は 2015 年出版のリンデの教科書の歯周外科のページ。リンデの教科書は絵が多く、紙質もよくなっているが、術式などの内容はほとんど変わっていない。

歯周基本治療とイニシャルプレパレーション

日本歯周病学会が発表した「歯周治療の指針2015」において、歯周基本治療の具体的な内容としてあげられているのは、プラークコントロール、スケーリング・ルートプレーニング、習癖の修正、抜歯、咬合調整、う蝕処置、暫間固定、歯周治療用装置、の8項目です。

この歯周基本治療の考え方の根本となっているのは、今から半世紀以上前にゴールドマンとコーエンが発表したイニシャルプレパレーションの考え方です。イニシャルプレパレーションというのはゴールドマンとコーエンの歯周病の教科書、ペリオドンタルセラピーに登場する概念で、次頁に掲載した7項目から構成されています。

歯周基本治療の項目としてあげられているのに、イニシャルプレパレーションに含まれないものとしては習癖の修正と歯周治療用装置があります。しかし、ペリオドンタルセラピーではこの二つに関して別に章を設けて解説しているので、これらの項目が近年になって新しく付け加えられた治療法というわけではありません。つまり、歯周基本治療の内容もゴールドマンの本が発行された1964年当時と何ら変わっていないということになるわけです。

イニシャルプレパレーションの項目にあるオーラルフィジオセラピーは歯周基本治療のプラークコントロールに該当します。この概念は片山式歯周治療に多大な影響を与えているので後ほど詳しく解説します（142頁）。

歯周基本治療とイニシャルプレパレーション

イニシャルプレパレーション（1964）
①スケーリングとルートプレーニング
②オーラルフィジオセラピーの指導
③う蝕処置、根管治療、保存不能な歯あるいは戦略的抜歯に該当する歯の抜歯
④歯の移動処置
⑤動揺歯の暫間固定
⑥咬合調整
⑦再評価

Goldman,H.M. Cohen.DW : Role of initial preparation of the mouth in periodontal therapy.PERIODONTAL THERAPY.,5th ed., Mosby comp. 372-380,1973

歯周基本治療（2015）
プラークコントロール
スケーリング・ルートプレーニング
習癖の修正
抜歯
咬合調整
う蝕処置
暫間固定
歯周治療用装置

日本歯周病学会編　歯周治療の指針 2015

歯周基本治療の項目にしても、歯周外科手術にしても、歯槽膿漏の時代と歯周治療の臨床はほとんど変わっていない。

情報に振り回される患者さん

現在行われている歯周治療は、歯槽膿漏の時代からほとんど変化していません。今から100年以上も前に発表された歯周外科手術がほとんど形を変えずに現代でも行われているわけですが、それによって迷惑をこうむるのは患者さんです。

「この歯は歯周外科手術の必要があります」

専門家にそう言われてしまえば、その指示に従うよりほかありません。しかし、自分が歯周外科のことを分からないままに、麻酔をして歯肉を切られてしまうのも納得できません。歯周外科手術はどんなものか調べたくなるのは人情というものです。幸い、現代では歯医者の帰りにスマホをいじれば、いろいろな情報を簡単に手に入れることができます。

ネットを見ると、外科手術の必要性を説く歯科医もいますし、外科手術より薬を使った歯周治療の方が有効であると書いてあるホームページもあります。歯周外科手術を受けたら、歯根が露出してブラックトライアングルができてしまったと嘆く投稿もあります。「ブラックトライアングルって何だろう？」と思って検索すれば、ブラックトライアングルを改善するための歯周外科手術を勧める記事が出てきます。「手術して問題を起こすとまた手術をするわけ？」調べれば調べるほど分からなくなってしまいます。

最初に歯周外科が必要だと言った歯科医は、患者さんを困らせようとして言ったわけではありません。歯周ポケットが深くなり、器具の到達性が悪いときはアクセスフラップを開けると大学で習ったわけですし、教科書にもちゃんとそう書いてあります。卒後研修で歯周外科の実習付き講習を受けていれば、手術に挑戦してみようと思うのは歯科医なら当然なことかもしれません。

しかし、重度歯周炎の歯周外科手術をきちんとやれば、歯間空隙の拡大や歯根露出がはなはだしくなることも事実です。神経のある歯であれば、手術の後に歯がしみることもあります。しかし、そのような術後の後遺症に関して、実習付きの講習では習いませんし、大学でも教えてくれません。

日本歯周病学会の歯周病指導医も、リンデの所属するイエテボリ大学の大学院を終えた歯科医も、私の知っている歯周病専門医は口を揃えて「最近はあまり歯周外科はやりませんね」と仲間内の会話では言っています。経験を重ねると臨床的には歯周外科にほとんど意味のないことが分かってきます。しかし、教科書には歯周炎の改善がみえないときは歯周外科を行うと書いてあるので、経験の少ない熱心な先生ほど歯周外科手術を患者さんに勧めてしまうわけです。さらにネットには一般の人の勝手な意見が掲載されており、歯周外科手術に関する情報はますます錯綜《さくそう》し、患者さんは混乱に陥ってしまうわけです。

患者さんを不安に陥れる歯科医

歯周外科を勧めた歯科医はその手術が必要だと考えていたわけですが、中にはその患者さんにとって無益なことを承知でその処置を勧める歯科医もいるようです。

「歯周ポケットが深いから歯周外科手術が必要だと言われたのですが、本当に手術をする必要があるのでしょうか？」

40代の男性がそう言って来院しました。引っ越してきて新しい歯科医院に行ったところ、歯周病が進んでいるので歯周外科手術が必要だ、と言われたそうです。口の中を診ると、多少歯肉の炎症は認めるものの、歯周ポケットはほぼ3ミリ以下、歯周炎の徴候はそれほどありません。ましてや、歯周外科の必要な歯など、どこにも見当たりません。念のため手術が必要と言われた歯のデンタルエックス線写真を撮ってみましたが、歯槽骨の吸収はほとんど認めません。担当歯科医は何を根拠に歯周外科と言ったのだろう、キツネにつままれた思いで診療を終えたのですが、実はこのような患者さんは少なくないのです。

手術が必要か否かのセカンドオピニオンを求めて来院した人の口の中を診ると、歯周外科手術と言われるのも仕方がないと思う歯もありますが、その必要性を認めない歯がほとんどです。手術をする必要のない患者さんに、手術と言って患者さんを不安がらせるようなことをなぜ言うのか、理解に苦しみます。

歯科医が患者さんを不安がらせるのは歯周外科に限ったことだけではありません。ペリドンタルメディスンの研究を元に、歯周病の歯を放置しておくと菌が全身にまわって命に関わる、あるいは上顎洞炎《じょうがくどうえん》を引き起こしてしまう、と言って患者さんを不安に陥れている歯科医もいます。重度歯周病の歯を抜かないと隣の歯も歯周病でどんどん悪くなってしまう。歯周病菌がうつってしまうという歯科医もいます。これらの脅かしに明確な根拠はありません。では、いったいなぜ歯医者は患者さんが不安になるようなことを言うのでしょうか？

厚労省の発表によると、１９８２年に5万人台だった歯科医師数は２０１４年には10万人強とほぼ倍近い数に増え、現在もさらに増加し続けています。その結果、町のあちらこちらに歯科医院が林立し、歯科医の過剰が問題になっています。歯科医が増えれば、当然1軒当たりの歯科医院を訪れる患者さんの数は減少しますし、売り上げも落ちてきます。したがって、売り上げを確保するために、それほど必要のない歯周外科手術や抜歯が勧められていることもあるのではないかというのは、私の下衆の勘繰りです。

歯周病と全身との関連

歯周病菌が全身を脅かす？

「先生、こんにちは。家族が皆でお世話になっています」

「歯周病がだいぶん進んでいる、と奥さんがおっしゃっていましたが……」

「ええ、自分では痛くも痒くもないのですが、歯周病菌が全身にまわると心筋梗塞や脳梗塞の原因になるから、歯周病の歯は抜いた方がよいと言われました。ホントにそんなことになってしまうのですか」

「確かに、そのように言う歯科医が増えています。歯科医院にそんなポスターが貼られていることもあるようですけれど、それほど大騒ぎすることはないと思います」

「ホントですか？」

「口の中にいる細菌が、全身疾患の局所で発見されるようになったのがきっかけでそのように言われるようになりました。でも、はっきりした根拠が示されているわけではありません」

「じゃあ、心配いらないのですね」

「それほど心配することはないと思います。でも、まったく関係ないということもないので、注意は必要だと思いますが」

ペリオドンタルメディスン

近年、歯周病が全身の健康に影響するという研究が多く報告されるようになり、歯周病は口だけではなく、全身とも関連するということが指摘されるようになりました。この概念をペリオドンタルメディスンといいます。

マスコミも好んでペリオドンタルメディスンに関する問題を取り上げるようになっており、「歯周病菌はあなたの全身をむしばむ」あるいは「歯周病があなたの命を狙っている」などというセンセーショナルなフレーズをネット上で見つけることもできます。

しかし、その内容は事実と異なる部分も多く、多分に一般の人々を脅かす要素が強くなっています。歯科医によってはこのことで患者さんの不安をあおりたて、抜歯を勧めたり、来院を促したりしている場合も多いので、ペリオドンタルメディスンについて分かっていることを確認しておきたいと思います。

ペリオドンタルメディスンとして取り上げられる全身状態としては、心疾患、脳梗塞、糖尿病、早期低体重児出産などがあります。

歯周病と心疾患、脳梗塞

歯周病が心疾患や脳梗塞のリスクを高めているのではないかという仮説に基づき、いくつかのリサーチがなされています。

たくさんのデータを統計的に分析する方法はいろいろありますが、その中で最高のエビデンスを持つと考えられているのがメタ分析という統計手法です。

歯周病と心疾患（狭心症や心筋梗塞）や虚血性脳血管疾患（脳梗塞）に関する複数の論文を、メタ分析で処理した総説論文（システマティックレビュー）があります（＊1）。この論文では「歯周病の患者さんは心血管疾患が起きやすい可能性はあるが、当初いわれていたほどは高くはない。虚血性脳血管疾患との関連性も非常に弱い。このことについては今後さらなる大規模な研究が必要である」と結論づけています（＊2）。

＊1　Khader,YS, Albashaireh ZS, Alomari MA.: Periodontal diseases and the risk of coronary heart and cerebrovascular diseases: a meta-analysis. J Periodontol. 2004 Aug; 75(8): 1046-53.

＊2　島内英俊「歯周病と全身疾患とのかかわりを理解するのに適切な文献としてどんなものがありますか?」『歯周病と全身疾患』日本歯科評論社、２００６年３月

歯周病と糖尿病

糖尿病の人の歯周病が悪化しやすいことは臨床現場では古くから知られていますが、あまりはっきりしたことは分かっていません。

糖尿病には自己免疫疾患の一種と考えられているⅠ型糖尿病と、糖尿病患者の90％以上を占めるⅡ型糖尿病とがあります。歯科臨床の現場で問題になるのは主としてⅡ型糖尿病ですが、この糖尿病と歯周病との関係を調べた研究は、Ⅰ型に比べるととても少ないのが現実です。

歯周病と糖尿病の関係について、メタ分析を行ったシステマティックレビューは見当たらないので、少し古いデータなのですが、アメリカ歯周病学会（ＡＰＰ）が１９６０年以降に出された臨床研究報告をまとめたもの（＊３）を参考にしたいと思います。このレビューでは、歯周病と糖尿病に関しては、論文ごとにその結果は違っており、十分な科学的根拠は得られていないと結論づけています。

＊３　Taylor,GW. Bidirectional interrelationships between diabetes and periodontal diseases: an epidemiologic perspective.Ann Periodontol. 2001 Dec; 6(1): 99-112.

歯周病と早期低体重児出産

歯周病と早期低体重児出産との関連に関しても、関連するという（＊4）報告と関連しない（＊5）という研究報告があります。２０１７年のコクランレビューでは、歯周治療が早期低体重児出産を減らせる可能性は低いとしています（＊6）。システマティックレビュー（＊7）（＊8）も発表されていますが、歯周病の診断基準のばらつきが指摘されているなど、いまだに明瞭な結論が得られているわけではありません。

＊4　Offenbacher, et al.: Periodontal infection as a possible risk factor for preterm low birth weight. J Periodontol. 1996 Oct; 67(10 Suppl): 1103-13.

＊5　Davenport,ES., et al.:Maternalperiodontal disease and preterm low birthweight: case-control study. J Dent Res. 2002 May; 81(5): 313-8.

＊6　Iheozor-Ejiofor,Z.,Middleton,P.,Esposito,M.,Glenny,AM.: Treating periodontal disease for preventing adverse birth outcomes in pregnant women. Cochrane Database Syst Rev. 2017 Jun 12;6(6)

＊7　Teshome,A.,Yitayeh,A.: Relationship between periodontal disease and preterm low birth weight: systematic review. Pan Afr Med J. 2016 Jul 12;24:215.

＊8　Manrique-Corredor,EJ.,et al.: Maternal Periodontitis and Preterm Birth, Community Dent Oral Epidemiol. 2019 Jun;47(3):243-251

必要以上に心配する必要はない

多くの研究者の努力によって、ペリオドンタルメディスンが発展してきたことには敬意を払いたいと思います。しかし、歯周病と全身疾患の関係はそれほどはっきりしているわけではありません。多くの専門家がさらなる研究が必要であると考えているのが現状なのです。

しかも、口腔内常在菌と歯周病菌に対する考え方がこの10年でガラリと変わってきています。その結果、ペリオドンタルメディスンの概念自体が、変革を迫られる可能性も出てきています。

したがって、ペリオドンタルメディスンの研究報告を自分の都合のよいように解釈して、歯科治療の需要を喚起しようとしている一部の歯科関係者の言葉をうのみにする必要はありません。ましてや歯周病と全身の関係を心配して、必要もない歯周治療や抜歯をされてしまうことのないようにお願いしたいと思います。

歯周外科手術が全身をむしばむ？

口腔内細菌との関係で昔からよく知られている全身疾患に、感染性心内膜炎があります。感染性心内膜炎における原因菌の上位三菌種は緑色連鎖球菌、黄色ブドウ球菌、腸球菌です。この中で歯科領域と関係が深いのは、緑色連鎖球菌です。緑色連鎖球菌は口腔内常在菌ですが、歯周病菌といわれている細菌（85頁）の中には含まれていません。

感染性心内膜炎は、健康な口腔内に存在する常在菌が抜歯や歯周外科、インプラントなど観血処置の際に血中に入り込み、すでに障害されている心弁膜にたどり着いて感染すると考えられています。つまり、抜歯や歯周外科、インプラントの手術が心内膜炎に罹患するリスクを増大させているわけです。

ペリオドンタルメディスンの項に書いたキャッチフレーズ「歯周病菌はあなたの全身をむしばむ」というのは感染性心内膜炎の場合、緑色連鎖球菌が歯周病菌ではないので、「口腔内常在菌があなたの全身をむしばむ」ということになります。もっといえば、「抜歯や歯周外科、インプラントなど出血を伴う歯科治療時に、菌血症を起こして血管に入り込んだ口腔内常在菌があなたの全身をむしばむ」ということになります。つまり、「歯周病菌が全身をむしばむから抜歯した方がよい」のではなくて、「抜歯すると細菌が血中に入り込み全身をむしばむ」ということになるわけです。

毒性のない緑色連鎖球菌と病原性の強いA型溶連菌を混合培養すると、緑色連鎖球菌が必ず繁殖して、A型溶連菌は駆逐《くちく》されます。緑色連鎖球菌は心内膜炎と関係があるかもしれませんが、毒性の強い病原性細菌を排除することで私たちの健康に貢献している可能性があるわけです。同じようなことが、口の中のほかの細菌についても言えるということが最近の研究で分かってきています。ある局面では為害作用を与える細菌も、あるときには味方になってくれるわけです。

歯周病とその原因菌および口腔内細菌に関しては第3章で取り上げます。

第3章　根本から見直される歯周病と原因菌

歯周病の原因菌

感染症とはいうものの

歯周病は細菌による感染症であると考えられています。しかし、感染症といっても、かつて伝染病と呼ばれたような感染症と同一視することはできません。なぜなら、歯周病ではコッホの条件を満たすような原因菌が見つかっていないからです。コッホの条件というのは、その細菌が感染症の病原微生物であると判定されるために必要な条件で、次の四つの項目を満たす必要があります。

1、その微生物がいつもその疾患の病変部から常に検出されること。
2、その微生物はその疾患に限って証明されなければならないこと。
3、この微生物の純粋培養を感受性のある動物に接種したとき、元と同じ疾患が再現されること。
4、感染したヒトや動物の体内には病原体に対する特異抗体が検出されること。

コッホ研究室の一員だったデイトン・ミラーは、歯周病の原因となる細菌の発見に関心を持っていました。そして数々の研究を重ねた結果、1889年に次のように報告しています。

「歯周病は結核菌のように特定の細菌によって引き起こされるのではなく、たくさんの細菌が関与していると思われる。私たちが知る限りでは、歯肉下に接種されたいかなる細菌も、健康なヒトに歯周病を引き起こすことはできなかった」（＊１）

そのころ、ミラー以外の学者も歯周病原菌の可能性のある微生物として、アメーバやスピロヘータ、紡錘菌などを取り上げて研究をしましたが、はかばかしい成果を上げることができずにいました。歯周病の原因菌を探す研究は行き詰まり、１９３０年代の中ごろには病原微生物の探求は衰退してしまいました。その後、歯周病の病因に関する研究は細菌から体質の欠陥や咬合性外傷、廃用性萎縮に向けられるようになっていきました。しかし、体質の欠陥や廃用性萎縮の概念に基づく歯周病治療も効果を上げられなかったために、１９５０年代になると再び歯周病の原因として細菌が注目されるようになりました。

このころ「プラークの伝道者」と称された臨床家グループが、歯周病の予防と治療にはプラークコントロールが必要であると力説していました。そして、１９６５年にハロルド・ローらが行った実験（25頁）によって、細菌の集合体であるデンタルプラークが歯肉の炎症の原因であることがはっきりしました。プラークの除去が歯肉炎の治療に有効であることが立証されて、歯周病と細菌の関係が再び注目を浴びるようになったわけです。

＊１　J.Lindhe、岡本浩監訳『Lindhe 臨床歯周病学 第1版』医歯薬出版、１９８６年、１０４頁

歯周炎の原因は現在でも分かっていない

ローらの実験により、歯周病のうち歯肉炎の原因ははっきりしたのですが、依然として歯周病学者を悩ませる問題が残されていました。それは、組織破壊性の歯周病である歯周炎がいつどのようにして起こるかという問題です（＊2）。

歯周病には歯肉炎と歯周炎があります。歯周炎は歯肉炎に引き続き発症すると考えられていますが、歯肉炎の状態が長い間続いていても歯周炎を発症しない人がいる一方で、ほとんど歯肉炎症状がないのに急速に組織破壊が進む人もいます。歯周炎は歯肉炎から段階的に進行するのではなく、何かのきっかけで歯肉炎から歯周炎に突然移行すると考えられています。しかし、そのきっかけが何であるかは謎に包まれたままだったわけです。多くの歯周病学者は、特定の細菌に感染すると歯周炎が発症すると考えて、歯周炎の原因菌を突き止める研究を進めていました。

しかし、いくら探してもコッホの条件に当てはまるような原因菌を見つけることはできません。そこで、ソクランスキーという細菌学者はコッホの条件を改変した「ソクランスキーによる歯周病細菌と断定するための条件」（＊3）を提出しました。

1996年に開催されたアメリカ歯周病学会（AAP）のワークショップにおいて、歯周病細菌に関する討議が行われ、ソクランスキーの考えを元に歯周病の病原菌と考えられる細菌として３種類の候補が上げられました（＊４）。しかし、これらの細菌にしてもソクランスキーの条件を十分満たしていたわけではありませんでした。

その後、ソクランスキーらは、口腔常在細菌の中で歯周病に関連すると考えられる細菌をクラス分けし、そのうち歯周病に関連が深いと考えられる３菌種をレッドコンプレックス（＊５）と呼ぶようになりました。

レッドコンプレックスが歯周病との関連が疑われる根拠になったのは、レッドコンプレックスの菌群とポケットの深さおよびプロービング時の出血とに強い相関があったという研究です（＊６）。しかし、レッドコンプレックスの菌群がいるから歯周ポケットが深くなったのか、深い歯周ポケットの嫌気性環境を好む細菌だから増殖したのかはこの研究からは判断できません。つまり、レッドコンプレックスと歯周炎の因果関係が示されたとはいえないということになります。

＊２　J.Lindhe、岡本浩監訳『Lindhe 臨床歯周病学とインプラント 第3版』クインテッセンス出版、１９９８年、１９１頁

＊３　Haffajee,AD., Socransky,SS.: Microbial etiological agents of destructive periodontal diseases. Periodontol 2000 5: 78-111, 1994

＊４　アメリカ歯周病学会編『ＡＡＰ歯周病治療のコンセンサス１９９６』クインテッセンス出版

・Aa菌 Actinobacillus actinomycetemcomitans（アクチノバチラス アクチノミセテムコミタンス）

・Pg菌 Porphyromonas gingivalis（ポルフィロモナス ジンジバリス）
・Bf菌 Bacteroides forsythus（バクテロイデス フォーサイサス）

＊5 Red Complex（レッドコンプレックス）
・Pg菌 Porphyromonas gingivalis（ポルフィロモナス ジンジバリス）
・Tf菌 Tannerella forsythensis（タネレラ フォーサイセンシス）
・Td菌 Treponema denticola（トレポネーマ デンティコラ）

＊6 Socransky,SS., Haffajee,AD., Cugini,MA., Smith,C., Kent,RL., Jr.Microbial complexes in subgingival plaque. J Clin Periodontol. 1998 Feb; 25(2): 134-44.

歯周病菌に対する考え方の転換

現在、歯周病学の教科書でもっとも定評のあるものといえば「リンデ歯周病学」です。この本の初版の発行は１９８３年で、現在、第６版（２０１５年）まで発刊されています。

初版から第５版までの細菌に関する記載は、歯周炎に関連する菌種の研究が主なものでした。しかし、第６版では歯周病と細菌に関する記述が、第５版以前とはガラリと変わっています。リンデ最新刊の細菌学的病因論では、歯周病原菌という用語が歯周微生物という単語にかわり、レッドコンプレックスなどの特定の菌を原因とするという考え方は影をひそめ、マイクロバイオータという用語が盛んに使われるようになっています。

そして、「全身に引き起こされる疾患と同様、歯周炎もディスバイオティックなマイクロバイオータが中心的な役割を果たしている」（＊7）と記載されています。ディスバイオティックなマイクロバイオータというのは、安定が攪乱されたマイクロバイオータのことです。同様な意味合いで、ディスバイオシスという用語が使われることもあります。これらの単語はこれからの歯周治療を考えるにあたって知っておかなくてはならない用語なので、簡単に説明したいと思います。

＊7 Lindhe,J., Lang,N.P.: Clinical Periodontology and Implant Dentistry, 6th, Wiley Blackwell, 2015

マイクロバイオータとマイクロバイオーム

ビフィズス菌など腸管にいる善玉菌をはじめとして、生体と共生する微生物群のことを「常在菌叢」あるいは「正常細菌叢」といいます。かつて、すべての生物は動物相と植物相に分けられると考えられていました。細菌などの微生物は植物相に分類されていたので、細菌の集団には草むらを表す「叢」という用語が使われ、ヒトと共生する微生物群は「常在菌叢」と表現されてきました。しかし、現在では細菌を含む微生物集団は「微生物相」として分類されるようになったため、「叢」という用語を用いるのは適切ではありません。そこで、ヒトと共生する微生物群を表す用語が必要となり、「常在菌叢」のことをマイクロバイオータと呼ぶようになりました。「バイオータ」というのは、特定の環境に棲む生物たちのことを指します。したがって、腸や口という特定の環境に棲む常在細菌群は、微生物を意味するマイクローブのマイクロをつけてマイクロバイオータと呼ばれるようになったわけです。マイクロバイオータという用語には、まだ馴染みがないので、本書では内容を理解しやすくするために「常在菌叢」、「細菌叢」という用語も使わせてもらうことにします。

マイクロバイオータが注目を浴びるようになったのは、ごく最近のことです。1991年に、国際協力のもとに始まった「ヒトゲノム計画」を遂行する中で生まれたDNA解析技術によって、ヒトゲノムの解読とともにヒトに常在している微生物のゲノム解析も行われました。その結果、ヒトに常在している微生物の中には、今まで分離培養できなかったものが非常にたくさんいることが判明したのです。これらの多種多様な微生物が、ヒトの口の中のマイクロバイオータを構成しているわけです。

ヒトゲノム計画では、ヒトの遺伝子の数は想像よりずっと少ないことが分かりました。ヒトの遺伝子数はなんとミジンコより少なく、線虫とほぼ同程度の約2万数千個だったのです。ヒトはそれほど少ない遺伝子でどうやって複雑な生命活動を行っているのでしょうか。少なくともミジンコよりたくさんのタンパク質を作り分けていますし、線虫より優れた免疫システムを持っています。ヒトの遺伝子の数が少ない理由は完全に解明されたわけではありませんが、ヒトと共生する微生物、マイクロバイオータがその一翼を担っているという考えが有力視されています。このマイクロバイオータが担っている生命活動全体をマイクロバイオームと呼びます。マイクロバイオームはヒト体内の常在細菌とそれが発現する遺伝子群、および常在細菌とヒトの相互作用を含む広い概念を表している用語ということになります。この安定したマイクロバイオームが攪乱されてしまうことをディスバイオシスといいます。マイクロバイオームの攪乱は、ヒトの生命活動に多大な影響を与えることになります。

一人ひとり異なる口腔内微生物の構成

ヒトの身体は熱帯雨林やサンゴ礁と同じく、ヒトとそこに棲むマイクロバイオータが相互に作用し合う複雑な生態系です。その生態系がどのようなものかということは、２００７年に米国国立衛生研究所が開始したヒト・マイクロバイオーム計画（＊8）が教えてくれます。

ヒトと共生する微生物群は腸管や口の中、皮膚表面、鼻腔など人体のあらゆる部分に生存します。従来の細菌学は微生物を分離培養して研究していました。しかし、１種類の細菌をたくさんの細菌から分離して増殖させるのは困難な作業で、人体から分離することができた細菌はわずか数百種類といわれています。ところが、ヒト・マイクロバイオーム計画によって、人体には１万種を超える種類の微生物が存在することが判明しました。そして、健常人と共生する微生物群の構成も明らかになり、「微生物の構成は各個人で唯一無二の構成を持つ」ということも分かってきました。つまり、個人のマイクロバイオータを構成する微生物の構成はすべての人で異なり、一人として同じ人はいないということになるわけです。さらに驚くべきことに、マイクロバイオータを構成する微生物群が関与する代謝活性が、ヒトの生存に不可欠な機能を提供していることが判明したのです。

人間は、食物を消化するために必要なすべての酵素を持っているわけではありません。腸内細菌が担う遺伝子群によってタンパク質や脂質、炭水化物の多くを、吸収可能な栄養素に分解していることが分かってきました。つまり、ヒトは腸管のマイクロバイオームによって、食物を消化し、生体内で合成できない栄養素を吸収しているわけです。しかも、それらの消化吸収も「○○菌」といった特定の菌が担っているというわけではなく、脂質やタンパク質などの栄養素を吸収可能な状態にしてくれる機能を持っていれば、「○○菌」でなくても、「○△菌」であっても「◇△菌」であってもかまわないわけです。つまり、すべての人に同じ「○○菌」が存在する必要はないということになります。マイクロバイオームの研究では、どの種類の細菌がいるかどうかではなくて、どのような代謝機能を備えた細菌がいるかどうかが重要になってくるわけです。また、マイクロバイオータはビタミンや、私たちのゲノムでは生成できない抗炎症物質などの有益な化合物を生成していることも分かってきました。これらの抗炎症物質の産生が盛んな人は病気に対する抵抗性が高い人、丈夫な人ということになるのかもしれません。

マイクロバイオーム計画の結果、腸管と同様、口の中のマイクロバイオータもきわめて多様で個人的なものであることが分かりました。特に歯肉溝や歯周ポケットに存在する細菌の構成とその密度は、大腸に匹敵するほど膨大であることが判明したのです（＊９）。したがって、口腔内のマイクロバイオータの研究もどのような菌がいるかではなくて、代謝機能に焦点を当てることが重要になってくるわけです。

口腔内に常在菌を有するマウスと無菌状態のマウスで、口腔内の代謝を比較した報告があります（＊10）。その研究では、無菌マウスと比較して、常在菌のいるマウスは歯槽骨の形態変化が促されることや、上皮の厚さや免疫応答細胞の数が増えていることが分かりました。同じように、常在菌マウスと無菌マウスで歯周病菌が持つとされている内毒素（ＬＰＳ）に対する歯周組織の免疫応答を比較した研究でも、無菌マウスでは免疫細胞や炎症に関連する因子の発現が低下することが分かったのです。

腸管のマイクロバイオームと同様、口の常在菌群も組織の構造や機能、免疫応答に多大な影響を及ぼしているわけです。口腔内のマイクロバイオータとマイクロバイオームの理解が進むことで、細菌と歯周病に関する従来の概念がガラリと変わってしまう可能性が高くなっているといってよいでしょう。

＊8　Huttenhower,C., et al.: Structure, Function and Diversity of the Healthy Human Microbiome. Nature. 2012 Jun 14; 486(7402): 207-214.

＊9　Kroes,I., et al.: Bacterial diversity within the human subgingival crevice. Proc Natl Acad Sci U S A. 1999 Dec 7; 96(25): 14547-52.

＊10　Irie,K., et al.: Impact of Oral Commensal Bacteria on Degradation of Periodontal Connective Tissue in J Periodontol. 2015 Jul; 86(7): 899-905.

変更を迫られる歯周炎の細菌学的病因論

　ヒト・マイクロバイオーム計画で、健康なヒトにも黄色ブドウ球菌などの病原菌が常在していることも明らかになりました。しかし、その病原体は健康な人に疾患を引き起こすことなく、マイクロバイオータの一員として共存しています。なぜ病原菌が体内にいても発病する人としない人がいるのか、今のところは分かっていません。しかし、マイクロバイオームの研究が進むにつれ、常在する病原微生物が病気を発症させるのは、どのような状況下においてであるかが明らかになってくるでしょう。そして、そのことは微生物がどのようにして疾患を引き起こすのかということに関する今までの概念を変えてしまう可能性を含んでいます。

　このことは歯周病にも関係がありそうです。多種多様な口腔内細菌の中から、歯周炎を引き起こす菌種を特定するという今までの考え方は通用しなくなると考えられるのです。

　多くの歯科医がレッドコンプレックスを歯周病菌として考えていましたが、それらの菌が重度歯周病患者の歯周ポケットに必ずしも存在していなかったことも、ソクランスキーの条件を満たす細菌が見つからなかったことも、マイクロバイオータの多様性を理解すれば当然ということになるのかもしれません。

前世紀から変わらない日本の歯周病学

「リンデ歯周病学」の第5版は２００８年の発刊で、２０１５年の最新刊である第6版との間にヒト・マイクロバイオーム計画の結果が公表されました。その影響から「リンデ歯周病学」の第6版では、前述のように、歯周炎の発症は特定の菌が引き起こすというよりもマイクロバイオームの多様性の低下、ディスバイオシスによって引き起こされるという記述に変わってきています。そして、歯周炎の原因はポリフィロモナス・ジンジバリス菌がキーストーン種として働くことによりディスバイオシスを引き起こすという仮説を提出しています。しかし、キーストーン種のとらえ方をはじめとして、この仮説には多くの疑問がついてまわります。歯周病学の教科書として信頼の篤いリンデの本でさえ、歯周炎の細菌学的病因論に関して混乱していることがみてとれます。

ちなみに「リンデ歯周病学」は、２０００年の第4版までしか日本語訳が出版されておらず、第6版の情報は日本の歯科医にはほとんど伝わっていません。したがって、臨床で行われている治療法のみならず、細菌学的病因論に関しても、日本人の歯周病学者や歯科医のほとんどが前世紀の、人によっては歯槽膿漏の時代の情報しか持っていないわけです。そして、その時代遅れの知識に基づいた治療が、患者さんに害をもたらしている可能性があるのです。

リンデ歯周病学（初版～第6版）

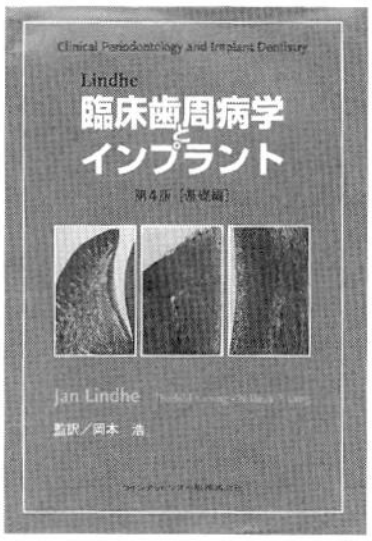

Lindhe 臨床歯周病学とインプラント
第4版 2005　日本語版が出ているのはこの版まで。

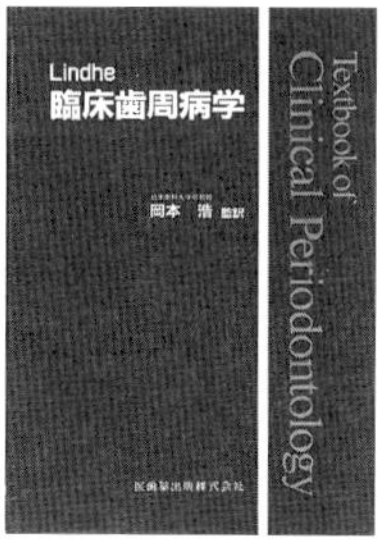

Lindhe 臨床歯周病学
初版 1986　ベストセラーとなった歯周病学のバイブル。

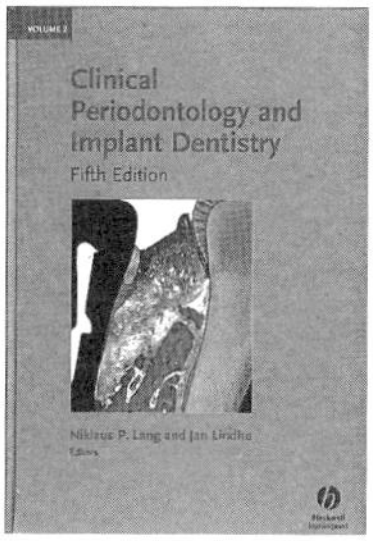

Clinical Periodontology and Implant Dentistry
5th 2008　第4版と内容はほとんど変わらない。

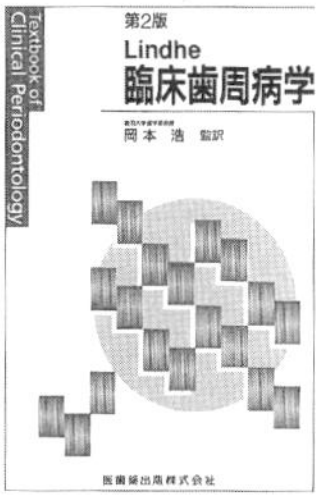

Lindhe 臨床歯周病学
第2版 1992　初版と内容はほぼ同じ。

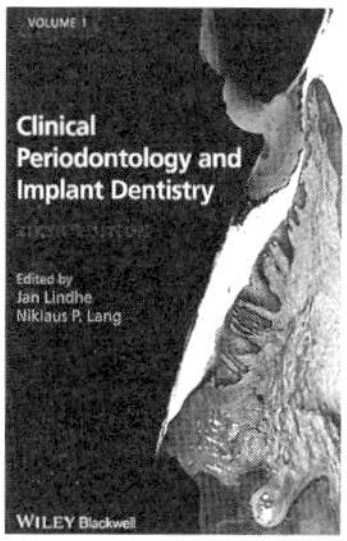

Clinical Periodontology and Implant Dentistry
6th 2015　病因論に大幅な変更があった。

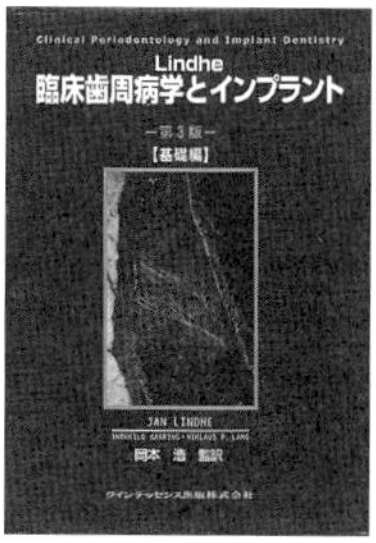

Lindhe 臨床歯周病学とインプラント
第3版 1999　内容に大きな変化があった。

口腔内細菌、現状での理解

歯周病はうつりますか？

「先生、ディスバイオシスが問題だとすると、歯周病菌はどうなってしまうんですか？」

「特定の原因菌は存在しないという考え方に傾きつつあると考えてよいでしょうね」

「そうすると、歯周病がうつるというのはウソですか？」

「どういうことですか？」

「今、上の娘が子どもを連れて里帰り出産のために家に帰ってきているのですが、私が歯周病だと知ったら、1歳の子にうつさないようにとそれはうるさいんですよ。食器の共用はしてはいけないって、私の使うお箸やお茶わんを病原体のように扱うんです」

「口移しや、キスで歯周病がうつるっていう考え方ですね。そういうことを言っている歯科医もいるようですが、そんなことはないと思いますよ。歯周病原菌の存在さえあやしくなっているわけですからね」

「そうですか、よかった。孫に歯周病がうつるということはないんですね」

「はい、ありません」

「感染」ではなくて「伝播」

「歯周病はうつる」と聞くと、結核や新型コロナウィルス感染症など感染力の強い病気と同様に考えてしまいます。しかし、歯周病はそのような病気とはまったく違った疾患です。歯周病菌といわれている細菌は感染力が強いどころか、感染する力があるのかどうかさえ分かっていません。したがって、他の人の口の中に同じ型の歯周病菌が検出されたからといって、歯周病が感染したと表現するのは適切ではありません。

実際に、歯周病の教科書や学術論文では「感染」(infection) ではなくて「伝播」(transmission) という単語が使われています(＊11)。ところが、歯科医院のホームページや識者へのインタビュー記事では「伝播」ではなくて、「感染」という言葉にすり替わってしまっています。なぜ「伝播」が「感染」になってしまったのかはっきりしたことは分かりませんが、おそらく歯科医やライターが記事にインパクトを与えたくて、「感染」という言葉を使ったのではないかと推測できます。なぜなら歯周病の感染に関するホームページの最後には、必ずと言ってよいほど次のような文章が載っているからです。

「歯周病を大切な人にうつさないために、歯科医院に行って歯周病のチェックをしましょう、歯科医院に行って歯磨きを習いましょう、定期検診に行きましょう」

つまり、これらの記事はキスや口移しは歯周病がうつるから止めましょう、という注意の喚起が目的ではなくて、「歯周病は感染する」と脅かして、患者の需要を掘り起こしたいという歯科医の下心が見え隠れしていると、私には思えるのです。

口の中に母親と同じ型の歯周病菌が発見されたとき、「お母さんから『感染』したものです」と言われるのと、「お母さんのお腹から生まれ、育ててもらった過程で『伝播』したものです」と言われるのでは、ずいぶん印象が違うのではないでしょうか。それでも、

「お母さん、私の口にお母さんと同じ型の歯周病菌がいると言われたの。口移しで私に食べさせたでしょう。私が歯周病になったら責任取ってよね」

と、母親を非難するでしょうか？

しかし、それはお門違いのクレームです。

なぜなら、歯周病菌といわれている細菌の伝播は、結核菌やペスト菌などとはまったく違う伝播様式を取るからです。

＊11 J.Lindhe、岡本浩監訳『Lindhe 臨床歯周病学とインプラント 第４版』クインテッセンス出版、２００５年、１３７頁

歯周病菌はいつどのようにして伝播するのか

歯の表面に沈着するプラークを構成している微生物は常在菌です。したがって、歯周病は常在菌がもたらす感染だと考えられています。

では、このプラークに棲息する歯周病関連菌はいつどのようにして、口の中に棲息するようになるのでしょうか？　若年性歯周炎の患者とその飼い犬から、同じ歯周病菌が検出されたという報告もありますが、これはかなり特殊な例で、歯周病菌は人の口から人の口へ伝播すると考えられています。この伝播様式としては二つあります。一つは「垂直伝播」、すなわち母から子への伝播です。もう一つは水平伝播で、母子以外の個人と個人との間の伝播ですが、見ず知らずの他人同士の伝播はほとんど確認されておらず、兄弟や夫婦など母子以外の家族間の伝播が主なものになります（＊12）。

それらの伝播がいつどのようにして起こるのかは教科書にもまったく記載がありません。したがって、親子の口移しやパートナーとのキスのときに伝播するのではないかという推測が広まってしまったのだろうと思います。

＊12　J.Lindhe、岡本浩監訳『Lindhe 臨床歯周病学とインプラント 第４版』クインテッセンス出版、２００５年、１１３頁

赤ちゃんの口に細菌は存在しないという間違い

ある大学の歯学部付属病院のホームページに「生まれたばかりの赤ちゃんのお口の中は無菌状態です。菌を持つ親が口移しに食べものを与えたり、だれかとキスをしたりすることで歯周病菌が感染します」という記載がありました。

このホームページに書いてある「赤ちゃんの口は無菌状態」というのは明らかな誤りです。それどころか胎児が産道を通ってオギャーと産声をあげた時点で、新生児は生存のために必要な常在細菌をすでに母親から受け継いでいるのです(＊13)。この出産時に細菌を受け取る準備は、出産をさかのぼるはるか以前、母体の妊娠とともに始まっています。妊婦の産道に常在する乳酸桿菌は妊娠期間中に増殖繁栄して、その場所を酸性に保つことで他の細菌の侵入を妨げています。胎児は母親の羊水の中にいるときは外界の微生物から守られていますが、ひとたび破水が始まると胎児はこの乳酸桿菌の洗礼を受け、産道を通過するときにこれらの細菌を口の中に取り込みます。さらに産道から顔を出したときに、母親の糞便からも細菌を受け取ることになります。このときに新生児が授かる細菌は、その子の口や腸に常在する初期構成細菌となります。それらの細菌は新生児が発達するために必要な代謝機能を提供し、腸管細胞に栄養を与え、生体を攻撃する菌に対するバリアーさえ築きます。赤ちゃんの口は無菌どころか、細菌で満たされているのです。そしてそれらの細菌は新生児が生きていくためにかけがえのないものです。出産時に母親から受け取る細菌群は、新生児が生きていく上でもっとも重要な母親からの贈り物なのです。

数か月が経過すると、新生児は両親や祖父母、兄弟姉妹、近所の人たちや友達など、周りの人々からも多くの細菌を獲得します。そして、3歳までにその子特有の細菌叢を形成するようになります。たった3年の間に、大人にみられるような多様で複雑な細菌叢が構成されるといわれています(＊14)。しかも、その細菌叢は種類も構成も一人ひとりすべて異なっており、きわめて個人的なものであることは前述（90頁）の通りです(＊15)。細菌叢が活発に動く生後3年間は、乳幼児が代謝、免疫、神経において大きな発育を遂げる時期です。そして、それが生涯にわたるヒトの生物学的な営みの土台となるわけです。人間のマイクロバイオータの形成には、母親の常在菌叢がとてつもなく大きく関与しているのです。ですから、母子で同じ型の歯周病菌が発見されるのは、むしろ当然のことといってよいわけです。

＊13　マーティン・J・ブレイザー『失われてゆく、我々の内なる細菌』みすず書房、100頁
＊14　アランナ・コリン『あなたの体は9割が細菌』河出書房新社、252頁
＊15　Yatsunenko,T., et al. Human gut microbiome viewed across age and geography, Nature. 2012 May 9; 486(7402): 222-7.

感染の窓とは

むし歯の原因菌と考えられているミュータンス菌（Mutans Streptococci）が、いつどのようにして子どもの口に存在するようになるのかを調べた研究があります。

コーフィールドという学者が、46組の母子のミュータンス菌の有無を、出生時から5歳まで調べました。その結果、5歳までにミュータンス菌を獲得したのは38人で、生後19か月から31か月（中央値26か月）の間に獲得していました。そして、コーフィールドはその期間を「感染の窓」（＊16）と名づけました。

しかし、ミュータンス菌が本当にその時期に外部から入ってきたのか、出生時に検出されなかったものがこの時期に検出されるようになったのかは定かではありません。前述したように、ヒトは出生から3年の間に常在菌叢を完成させていきますが、この時期の細菌叢は非常に不安定で、その構成は日々ダイナミックな変化を起こしていると考えられています。

母乳には大量のオリゴ糖が含まれていますが、人間にはそれを消化する酵素がありません。その代わり、オリゴ糖を分解して短鎖脂肪酸の乳酸塩を産生するビフィドバクテリウム属の細菌が腸管で育っています。このビフィドバクテリウムの産生する乳酸塩は大腸から体内に取り込まれ、赤ちゃんの免疫系の発達に大きな役割を果たします。ビフィドバクテリウム属の細菌は、母乳から離乳食に変わっていく生後9か月から18か月ころには確実に減少していきます。母乳に含まれるオリゴ糖を分解する必要が徐々になくなっていくからです。離乳食に切り替わる18か月を過ぎてからその後36か月の間に腸の細菌叢は徐々に安定し、多様性を増してきます。つまり、食事内容の変化や歯の萌出によって、腸の細菌叢はどんどん変化しているわけです。

これと同様なことが口の中で起こっていないわけがありません。感染の窓といわれる生後19か月から31か月の時期は、腸の細菌叢が多様性を増してくる期間にぴったり当てはまります。したがって、ミュータンス菌の出現も元々口の中に潜んでいた菌がこの多様な変化の中で、検出可能なレベルまで増殖したという可能性が十分考えられるわけです。

＊16　Caufield,PW., et al. Initial acquisition of mutans streptococci by infants: evidence for a discrete window of infectivity. J Dent Res. 1993 Jan; 72(1): 37-45.

歯周病に感染の窓はない

感染の窓はミュータンス菌、つまりむし歯菌に関する研究ですが、これを歯周病菌にも当てはめようとする歯科医がいます。彼らは歯周病の感染の窓は2歳から15歳くらいであるとしています。その理由は、ある研究でこの年齢の子どもに本来いるはずのない歯周病関連菌が認められたので、この時期に歯周病菌に感染したと考えたからです。これは、「赤ちゃんのときには歯周病菌はいない」という誤った認識から出発して、歯周病にも「感染の窓」があると考えた、誤解に基づいた推論です。小学生に歯周病菌が存在したからといって、それをコーフィールドが条件を整えて行った「感染の窓」の研究と一緒にすることはできません。

以前は、母親の胎内は無菌状態であると考えられていましたが、近年、新生児どころか子宮にも多くの細菌が存在するという知見が示されています(＊17)。それらの知見の中に、胎盤細菌叢は歯肉縁上および歯肉縁下プラークの細菌叢に近いという報告があります(＊18)。つまり、すでに胎児の段階でむし歯菌や歯周病関連菌を母体から受け取っている可能性があるということになります。したがって「感染の窓」という概念そのものにも疑問符がつくわけです。

＊17 Funkhouser,LJ1., et al. Mom knows best: the universality of maternal microbial transmission. PLOS Biology. 2013; 11(8): e1001631.

胎盤と口腔のマイクロバイオーム

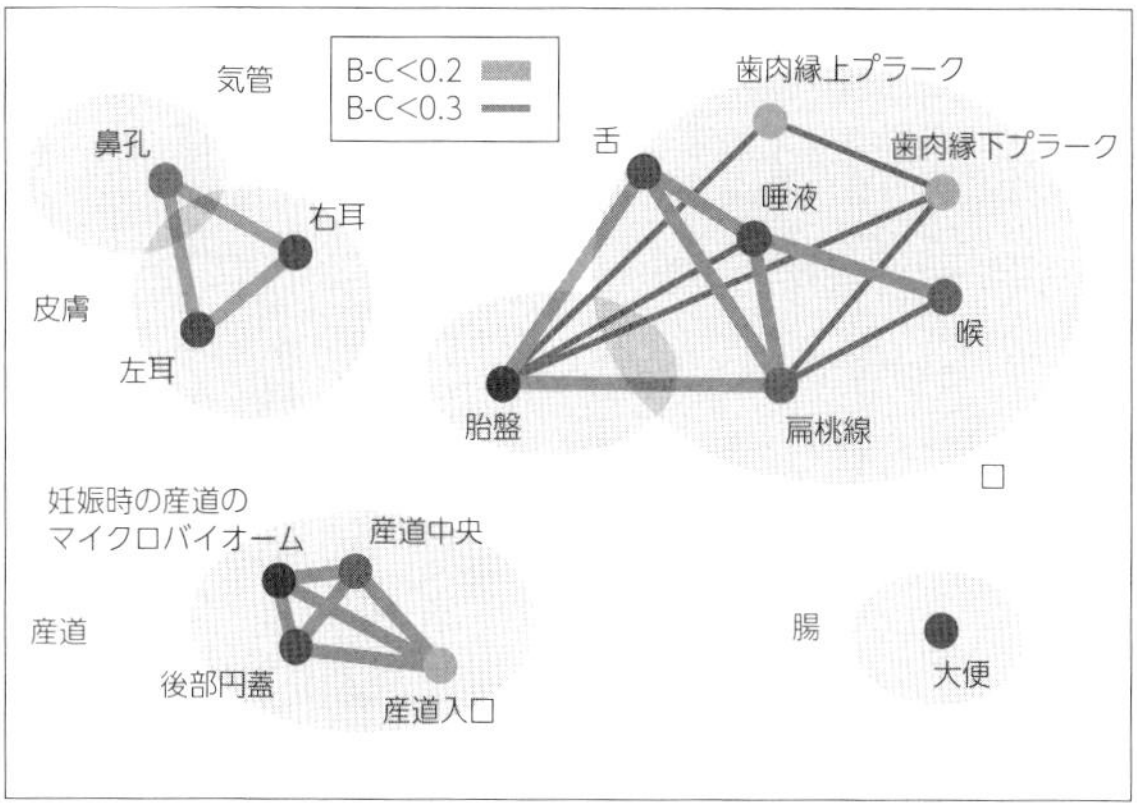

分類学的に胎盤のマイクロバイオームは口腔のマイクロバイオームと非常に似通っている。
図は腸、耳、鼻、産道におけるマイクロバイオームの類似度を示している。B-Cというのはブレイカーチスインデックスという類似性を示す指標で、接続線が太いほど類似性が高くなる。ブレイカーチスインデックスは０から１の間の数値をとり、０は二つのサンプルは同じということを表し、１はまったく類似性がないということを表す。体の部位は離れているのに胎盤と舌、扁桃腺、唾液、歯肉縁下プラークの分類学的プロファイルの間には、強力な類似性が観察される。

Kjersti,A., et al. The Placenta Harbors a Unique Microbiome. より引用改変

＊18 Kjersti,A., et al. The Placenta Harbors a Unique Microbiome. Science Translational Medicine 21 May 2014, Vol. 6, Issue 237, pp. 237

キスで細菌は伝播しない

　ここまでは母から子へ細菌を受け渡す垂直伝播について考えてきました。では、母親からの伝播ではない水平伝播はどのように考えればよいのでしょうか。水平伝播の代表はキスということになるでしょう。キスと口腔細菌の移動に関して、キスでパートナー間の口腔内細菌がどのように移動したかを調べた研究があります。この研究では親密なキス10秒当たりの平均細菌移動数は8千万にも相当すると報告しています。そして、舌のマイクロバイオータは無関係の個人同士よりもパートナー間で類似していますが、その類似性はキス行動と明確に相関しておらず、多くの場合移動した細菌は一時的にしか存在しないと結論づけています（＊19）。

　ニューヨーク大学感染学教授のマーティン・ブレイザーは次のように言っています。

「侵入してきた細菌が数日間、なんとかそこに居続けることはあるかもしれない。しかし、いずれ排除される。常在細菌は状況を一定に保ち続ける働きをする。キスをすると、多くの細菌が両者の間で受け渡しされる。しかし、数分か数時間、長くても数日するとキスをする前の細菌状態に戻る。正常細菌叢のよそ者に対する抵抗は根本的なものである」（＊20）

　常在微生物は、新たな侵入者を容易には受け入れません。たとえ他の人の歯周病関連菌が口の中に入ってきても、口腔内の正常細菌叢はその菌の侵入を許さないわけです。ブレイザーは正常細菌叢の存在は自然免疫、獲得免疫につぐ第三の免疫系であるとまで言っています。これと同様なことを進化生物学者のアランナ・コリンも言っています。

「悪い細菌が外からやってきても常駐している微生物が障壁となる。いかにも外敵の侵入に弱そうな口内の軟組織でさえ、侵入者をきちんと食い止める」（＊21）

キスをするくらいでは新たな菌が口の中に侵入しても定着、増殖するのは不可能といってよいわけです。

世界中の歯周病専門家を集め、歯周病学の問題点を討議した結果をまとめ上げた報告書、「ＡＡＰ（アメリカ歯周病学会）歯周治療法のコンセンサス１９９６」（＊22）でも、「歯周病菌はどこから来て、どのような経路で伝播するのか？」という課題に対して、次のように答えています。

「歯周病関連菌はこれらの菌を持つほかの人から獲得する。しかしながら、口腔内のように確立された生態系の中で新しい菌種が入り込むことは難しいことである。さらに、細菌が伝播することは病気がうつることと同義ではないことに注意するべきである」

口移しやキスで細菌が簡単に伝播するとは考えられないというのが現代の細菌学や歯周病学の学者の一致した考え方なのです。子どもに口移しで食物を与えても、ましてや食器の共用をしても歯周病が感染することは絶対にありません。

＊19　Kort,R. et al.: Shaping the oral microbiota through intimate kissing, Microbiome. 2014 Nov 17;2:41.

＊20　マーティン・Ｊ・ブレイザー『失われてゆく、我々の内なる細菌』みすず書房、37頁

＊21　アランナ・コリン『あなたの体は９割が細菌』河出書房新社、20頁

＊22　アメリカ歯周病学会編、岡田宏監訳『ＡＡＰ歯周治療法のコンセンサス１９９６』クインテッセンス出版、１９９９年、92頁

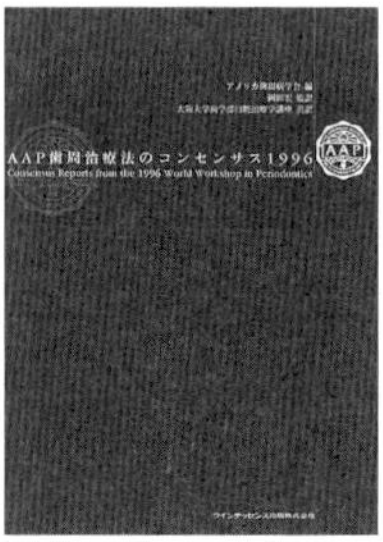

AAP 歯周治療法のコンセンサス 1996
アメリカ歯周病学会編
クインテッセンス出版

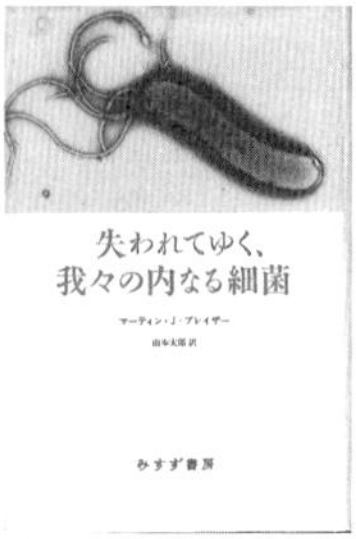

マーティン・J・ブレイザー
『失われてゆく、我々の内なる細菌』
みすず書房

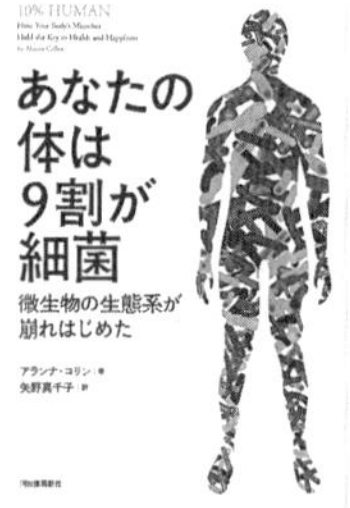

アランナ・コリン
『あなたの体は９割が細菌』
河出書房新社

危険な治療への警鐘

マイクロバイオームの攪乱

私の子ども時代、周りに花粉症やアトピー性皮膚炎の人がいたという記憶はほとんどありません。しかし、今では花粉症の薬を飲んでいる友人やアトピー性皮膚炎に悩まされている知人をすぐ思い浮かべることができます。厚生労働省によれば、アレルギー疾患により医療機関を受診する患者数は年々増加傾向にあるということです。そのほか、過去数十年の間に患者さんが増えている疾患としては、食物アレルギー、喘息、Ⅰ型糖尿病などがあります。

これらの疾患は「現代の疫病」（ブレイザー）あるいは「21世紀病」（コリン）などと呼ばれていますが、その詳細はよく分かっていません。しかし、マイクロバイオームの研究が進むにつれ、その病因はマイクロバイオームの攪乱、ディスバイオシスにあるのではないかと考えられるようになっています。ディスバイオシスをもたらす原因の最右翼にあげられているのが抗生物質です。抗生物質の使用目的は病原菌の活動を抑制することです。しかし、その作用と同時に身体を守っている常在菌群をも排除して、マイクロバイオームを攪乱してしまっているわけです。

例えば、花粉症やアトピー性皮膚炎などのアレルギー疾患について考えてみます。常在菌の一部には、制御T細胞の存在を通して、行き過ぎた免疫反応を抑制する作用を持つ細菌がいることが分かっています(＊23)。抗生物質の服用により免疫抑制作用のあるこれらの菌が失われてしまえば、その人の免疫が制御不能となり、アレルギー疾患を引き起こしやすくなってしまうわけです。

そのほか、マイクロバイオームの攪乱はI型糖尿病やクローン病、潰瘍性大腸炎、セリアック病などを引き起こしやすくすると考えられています。マーティン・ブレイザーはこのマイクロバイオームの攪乱と抗生物質耐性細菌の存在をあわせて「抗生物質の冬」と呼んで、抗生物質の濫用に警鐘を鳴らしています。そして、われわれ歯科医に次のように呼びかけています。

「歯科医には、利益が潜在的なリスクを上回ると思われるときだけ、抗生物質を処方して欲しい。よい医療とは第一に『害をなさない』ことである」(＊13)

＊23 Koji Atarashi et al., Induction of Colonic Regulatory T Cells by Indigenous Clostridium Species, Science 21 Jan 2011: Vol. 331, Issue 6015, pp. 337-341

抗生物質は使用しないで

マイクロバイオームの撹乱の重大さを知れば知るほど、抗生物質の濫用が生体に与える害の大きさに恐怖を覚えます。抗生物質耐性菌が体内に侵入したとしても、健康なマイクロバイオームが保たれていれば、簡単に耐性菌の侵入を許さないそうです。しかし、抗生物質の濫用によりマイクロバイオームの多様性が低下している人には耐性菌がはびこってしまいます。

今、歯科医の私たちにできることは、不必要な抗生剤の投与をできるだけしないことです。親知らずが腫れたり、歯周病の急性発作を起こしたりしたときに、習慣的に抗生物質を処方するのはなるべくやめましょう。マイクロバイオームの撹乱をもたらすかもしれない危険性と、その炎症に対する抗生剤の効果を天秤にかけて投与するようにお願いします。開業歯科医レベルの腫れであれば、抗生剤の使用はなるべく自重するようにしたいものです。

多くの歯科医が抜歯や歯周外科処置後に、予防的に抗生物質を処方しているのではないでしょうか。外科処置後の抗生物質の投与は一切やめてほしいというのも、歯科医の皆さんにお願いしたいことです。そして、患者さんには歯科医院で抗生物質を処方されたとしても、服用しないようにしてほしいと思います。抜歯や歯周外科処置後の抗生物質投与はおまじない程度のもので、どうしても服用しなければいけないというものではないからです。

薬で治す歯周病治療の危険性

親知らずの腫れや、外科処置後の抗生物質の投与以上に注意を喚起したいのは、「歯周病を薬で治す」という歯周病治療法です。

リンデ歯周病学の初版から最新刊まで、歯周病治療はプラークコントロールやスケーリング・ルートプレーニング（ＳＲＰ）などの機械的な除去をメインに行い、抗生物質の使用は極力避けるべきだということが力説されています。

ところが、現代の日本では歯周病治療に抗生物質を補助的に使うどころか、メインに使う歯周病治療が大手を振ってまかり通っています。ある歯科医院のホームページには、「プラークコントロールは大変で、ＳＲＰは熟練した技術がいるので、もっと簡単な方法がないものかということで抗生物質歯周病治療にたどり着いた」というようなことが書いてありました。リンデの教科書でも抗生物質使用は極力控えるようにと教えているのに、それを無視してプラークコントロールができないから、ＳＲＰが下手だからという歯科医の都合だけで抗生物質を中心にした歯周病治療を行っているわけです。

これらの歯科医が使用するのは、アジスロマイシン（商品名ジスロマック）などの広域スペクトルの抗生物質です。広域スペクトルというのは、数多くの細菌に効果があるということです。したがってこの薬を使えば、罪もない細菌、生体の健康を守ってくれている多種多様な細菌群まで排除してしまう可能性が高くなります。

そしてさらに重要なのは、抗生物質を使ったからといって歯周病が治るわけではないということです。歯周病の組織破壊は細菌が直接壊すのではなくて、免疫システムの過剰反応によって引き起こされると考えられています。したがって抗生物質で細菌の数をいくら少なくしても、組織破壊を止めることはできません。抗生物質の効果としてわずかに期待できるのは、歯肉の炎症症状を治めることとくらいです。歯肉炎は細菌性プラークが引き起こすので、抗生物質で細菌の絶対量を少なくすれば、歯肉の炎症症状は消退して、出血や腫れ、排膿は一時的には治まります。炎症症状が治まれば、歯肉ポケットの深さも減少することがあるかもしれません。アジスロマイシンには薬効成分が白血球に取り込まれて局所に運ばれるファゴサイトデリバリーという作用があるので、歯肉の炎症の軽減には有効だと考えられます。

歯肉の炎症症状が改善すれば、歯周炎もよくなっていると勘違いしてしまいがちです。しかし、歯肉の炎症症状が軽減したからといって歯周組織破壊が止まるわけではありません。前述のように歯周組織破壊をもたらすのは細菌の攻撃ではなくて、自らの免疫システムの過剰反応によるものだからです。時間が経てば細菌の数も徐々に戻ってきてしまいます。さらに悪いことにそのとき増殖する菌は抗生物質の攻撃から生き延びた耐性菌です。そして一方で、何より大切な味方の常在菌を駆逐しまっているかもしれないのです。

現在、特定の歯周病菌を除去すれば歯周炎を治せるという考え方は完全に行き詰まっています。したがって、歯周病の治療に抗生物質を使うこと自体間違った治療法といってよいでしょう。抗生物質の投与でマイクロバイオームの多様性を低下させ、全身に害を与えることをもっと重要視しなければいけません。一時的に歯肉の炎症症状を治めることと引き換えに、アレルギー疾患や自己免疫疾患に罹患する機会を増やしているのが「薬で治す歯周病治療」です。こんな馬鹿げた治療は絶対にやってはいけないし、受けてもいけません。

その上、薬を使った歯周病治療は自費治療のことが多いようです。何万円、何十万円という費用がかかるところもあるようです。高いお金を出して、歯周炎は治らず、やっかいな抗生物質耐性菌を増やし、自らを守ってくれる第三の免疫系を破壊してしまったのでは泣きっ面に蜂どころの騒ぎではありません。抗生物質の服用に関しては十分注意するようにお願いします。

第4章　片山式歯周治療と安保免疫論

片山式歯周治療

片山セミナーから学ぶ

今から四半世紀近く前、そのとき先生の顔はふっくらとして、頬は赤みがかっていました。しかし、それは体調がよいからというわけではなく、投与された副腎皮質ホルモンのせいだということを私は知っていました。4日間セミナーの最後の最後、聴講生が感想を話し合う懇親会の席上での話です。講演を終えた疲労と、高齢の上に病気を抱えている先生の体は極限近くまで憔悴しきっていることは想像にかたくありませんでした。しかし、そんなことをみじんも感じさせず、居住まいを正し毅然と正面を見つめる先生の横顔には鬼気迫るものがありました。その姿を垣間見ながら、私はこの4日間、いや過去15年の間に先生から教わったことを次々と思い出していました。

「まず一口50回噛み、やってごらんよ」

「出血させたらいかん、痛くしたらいかん、最初はそーっとそーっとブラシせにゃあ」

本当に貴重で重要なことをたくさんたくさん教えてもらった。でも、何一つ分かっていなかった。後悔とじくじたる思いだけが頭の中をぐるぐる駆け巡っていました。懇親会前の休み時間、先生の健康上の理由で今回のようなセミナーは最後になるだろうという話が漏れ伝わってきていました。

「片山先生の講演が聞けなくなる。甘えているわけにはいかないのだ。自立しなくては」

そう考えているときに、司会の先生に突然感想を求められてしまいました。

混乱した状態で起立し、

「先生、文字どおり命をかけた４日間の御講演、有り難う……」

とここまで言って片山恒夫先生の顔を見たとき、突然こみ上げるものがあって言葉が続きませんでした。しばし中断の後、

「学んだ証は変わることだといいます。私も先生の教えを学んだ証に明日から変わらなくてはならないと思います」

と言うのがやっとでした。

片山先生が「私の臨床のすべてを隠すことなくすべて書いた」という本、『歯槽膿漏―抜かずに治す』を聞き書き編集した長倉功さんが片山先生に関して、あとがきに次のように記しています。

「私は25年間、主に医療を取材してきた。この間『患者のためになる医療』とはどんなものかを、一貫して追求してきた。その結果『これは患者のために役立つか、医療人の利得のためではないか』を無意識にチェックしてしまうようになった。片山さんは常に患者を頭に

置いている数少ない例外である」

病を押して泰然として座す片山先生を前に、私の心の奥底から噴出した「それ」としか言いようのない「こみ上げてきたもの」を一言で言い表せば、片山先生の行ってきた「患者のための医療」が私の魂を揺り動かしてくれたのではないかと思います。「片山先生のような歯科臨床をやりたい」、心からそう思いました。

しかし、「片山先生のような歯科臨床」を行うことは口で言うほど簡単ではありません。なぜなら片山先生が行っている歯周治療のノウハウを学べば「片山先生の歯科臨床」が完成するわけではなかったからです。片山式ブラッシングの根本を理解し、それを患者さんに指導して、患者さんがその通りやってくれたとしても、その人の歯周病が改善しなければ片山式は失敗に終わってしまいます。歯周組織の抵抗力を高めるために一口50回噛みを実践しても、それがかえって歯に負担をかけて痛くしてしまったのでは何の意味もありません。

「片山先生のような歯科臨床」というのは、片山先生のような歯科疾患を診る目を持ち、片山式治療法を自分のものにした上で患者さんまるごと健康へ導く力量が必要です。患者さんに自分の病気がどのようなものか自覚させ、自分のなすべきことを行い、自分で病気をコントロールできるようにしてもらわなければなりません。

当時、若かった私にとって、理解するのも実践するのも難しい、気の遠くなるような治療法だったわけです。

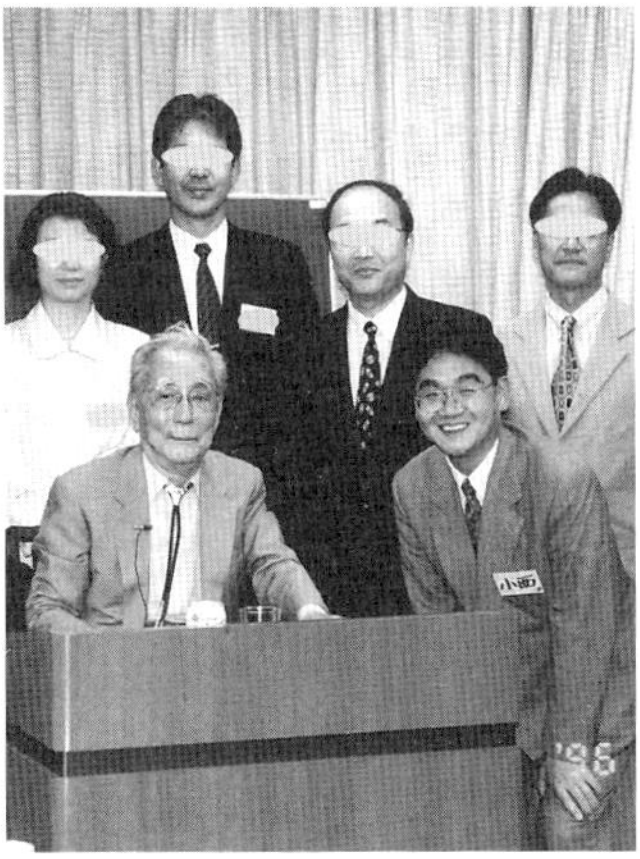

第 29 回片山セミナー、1996 年、箱根アカデミーハウス、片山先生 86 歳、著者 43 歳。

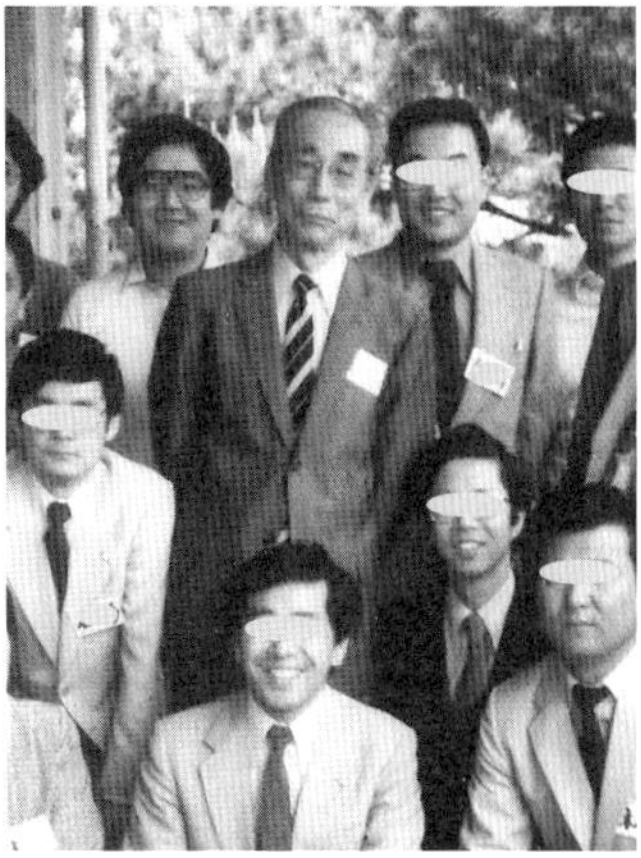

初めて参加した第 2 回片山セミナー、1982 年、大磯アカデミーハウス、片山先生 72 歳、著者 29 歳。

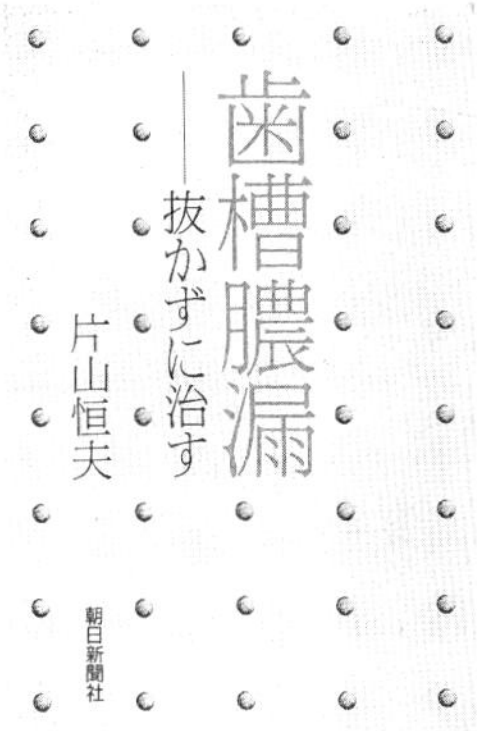

片山恒夫
『歯槽膿漏―抜かずに治す』
(1990 年)
朝日新聞社

片山恒夫の臨床

片山先生がどのような臨床を行っていたかは『歯槽膿漏―抜かずに治す』を読めば大体理解できると思います。しかし、この本は500頁にも及ぶ厚い本で、通読するのも大変なので内容を簡単に紹介しておきます。

『歯槽膿漏―抜かずに治す』は1990年に初版が発行されました。当時、歯周病という用語は世の中にかなり浸透していたにも関わらず、本のタイトルに「歯周病」という用語を用いなかったのは、「歯槽膿漏」という言葉に片山先生なりのこだわりがあったからではないかと考えています。

それは、「歯周病」と「歯槽膿漏」という言葉から受けるイメージの違いです。歯槽膿漏という用語には膿という文字が入っていて、歯周ポケットから絶えず膿がジクジクと出ていて、歯根が露出して歯がグラグラで、いまにも抜け落ちてしまいそうな歯というイメージがあります。一方、歯周病というとそこまで重度に進んでいる感じを受けません。

実際に当時の、というか現在もそうなのですが、歯周外科治療や歯周再生療法の対象となる歯周病は軽度から中等度のもので、歯槽膿漏と呼ばれたような重度歯周炎はすべて抜歯してしまうのが唯一の治療法でした。片山先生はそのような重度の歯周炎でも抜かないで、なんとか保存しようとしたので『歯槽膿漏―抜かずに治す』というタイトルがつけられたのだと思います。

『歯槽膿漏―抜かずに治す』は1部から5部に分かれており、第1部「膿漏治療の入門」、第2部「ブラッシングする生活」、第3部「治療に参加する」、第4部「咬み合わせの回復」、第5部「膿漏回復に役立つ義歯」という構成になっています。

第1部では自分で歯周病の状態を知ることや治療には歯科医の助けが必要なことが書いてあります。第2部では片山式ブラッシングと一口50回噛みについて詳しく書かれています。第3部には炎症歯肉と健康歯肉との見分け方や炎症歯肉の改善方法、エックス線写真の見方などが記載されています。第4部と第5部は歯科医が行う治療について書かれています。第4部の暫間固定や咬合調整は片山先生独自の治療法で、非常に細かい配慮と卓越した技術が必要な処置です。現在、片山先生のような暫間固定や咬み合わせの回復ができる歯科医はほとんどいません。重度歯周病の歯の治療や保存には入れ歯が非常に重要になります。そのことが書かれているのが第5部です。第1部から第3部までは患者さんがなすべきこと、第4部と第5部には歯科医がなすべきことが書かれているわけです。

プラークコントロールは口腔内細菌との共生

『歯槽膿漏─抜かずに治す』には片山先生の歯周治療の実際が余すことなく書かれています。しかし、そこに書かれているのは片山先生の臨床の実際でいわばハードの部分です。片山先生が臨床を行う上での立脚点や、医療者としてのものの見方、考え方などのソフトの部分については『歯槽膿漏─抜かずに治す』を読んだだけでは、うかがい知ることさえできません。

例えば、私がセミナーで衝撃を受けた一つに、片山先生の細菌に対する考え方があります。それまで、患者さんに「プラークコントロールって何ですか?」と問われれば、「歯に付着している細菌のかたまりを取り除くことです」と答えていました。しかし、片山先生は「コントロールに除去するという意味はありませんよ」と言います。確かに、辞書を引くと"control"には管理とか制御という訳語が当てられて、除去という意味合いは載っていません。飛行場のコントロールタワーは管制塔のことですし、野球であのピッチャーはコントロールがよいというのは制球力に優れているということです。

「プラークコントロールというのは、決してプラークを取り除くことではありません。殺菌でも滅菌でもありません。バランスの崩れた口の常在細菌叢を正常な細菌叢に戻すことです。糠味噌だって毎日かきまぜないと美味しい漬物はできないでしょう。それと同じです。

ブラッシングで歯周ポケットに空気を送り込むのです。そうすれば、嫌気性菌が排除され炎症は治まり、歯周ポケットも浅くなっていくのです」

そして、ブラッシングの後に口をゆすいでしまうのはもったいないと言います。

「口の中にいる菌は全身を守るために培養しているものです。その細菌叢のバランスを失わないように正常に育てるのがプラークコントロールです。それをあんた方は歯磨き剤をつけてゴシゴシこすって、あげくはそれを口の外に出してしまう。もったいないことですなぁー。腸管にいる善玉菌だってもとはといえば、口の中からお腹に入ったわけでしょう。育てた細菌はブラシでこそぎ取って腸管に送り込んであげる。それがプラークコントロールです」

さらに、ヒトは細菌と共生していることを強調します。

「あんた方は口の中にプラークがいない方がよいと考えているかもしらんが、消毒して一切細菌がいない状態というのは、それはそれでよろしくない。われわれは常在菌と共生している、お互いに助け合っているのです。共生、シンビオーシス、このことを忘れてはいかん！」

細菌を悪者扱いにしない、ヒトは口腔内常在菌と共生しているという考え方は、片山式歯周病治療の基本的な概念の一つです。

当時、重度歯周炎には特定の細菌が関与しているに違いないという考え方が支配的で、歯周病学者はその原因菌探しにやっきになっていました。片山先生の考え方はそれらのものと一線を画していたわけです。

それから20年以上の月日が流れ、ヒトゲノム解析とともにさまざまな細菌ゲノムの解析が進み、口の中の常在菌叢についても新たなことが次々と分かってきました。その結果、歯周病は原因菌を探すというより、マイクロバイオームの安定が失われること、ディスバイオシスが問題視されるようになってきました。

マイクロバイオームのマの字もなかった時代に、口腔内細菌を敵視することなく、かえってヒトにとって有益であることを説いていた歯科医師が日本にいたことを私は誇りに思っています。

常識外れの長時間ブラッシング

現代人は加工食品など軟らかい口当たりのよい食物ばかりを食べるようになったので、咀嚼によって歯の表面や歯肉を掃除する能力が低下し、歯肉に対する刺激も減少してしまった。その結果、細菌性プラークを歯の表面や歯頚部からこそぎ取ることができなくなって、むし歯や歯周病が蔓延するようになった、というのが片山先生の考えです。

つまり、昔の人に比べて噛む回数が少なくなってしまったのが、現代人にむし歯や歯周病が増えている理由だということになります。したがって、むし歯や歯周病の予防と治療には、減少した擦過刺激をブラッシングで補い、停滞した細菌のかたまりを取り除く必要があるということになります。

卑弥呼の時代の咀嚼回数と現代の咀嚼回数を比較した研究があります。この報告では、現代人の咀嚼回数は卑弥呼の時代に比べて約６分の１ということになります。食事時間は卑弥呼の時代が51分であるのに対して、現代人は11分という少なさです。この咀嚼回数が減った擦過刺激をブラッシングで補おうとするのが片山式ブラッシングです。したがってブラッシング時間は当然長くなってしまいます。理屈では卑弥呼の時代より少なくなった食事時間分、つまり40分間のブラッシングが必要ということになります。しかし、忙しい現代生活の中で毎食後40分ブラッシングするというのは、少し無理がありそうです。現実的には健康な歯の人で10分から20分というところに落ち着くのではないかと思います。健康な人はそれくらいでよいかもしれませんが、歯周病の人はもっと時間が必要です。驚かれるかもしれませんが、いまにも抜けてしまいそうな重度の歯周病の人は、朝昼晩1時間ずつの合計3時間のブラッシングが必要になると片山先生は考えていました。

片山式歯周病治療を目指していた私は、この長時間ブラッシングでつまずいてしまいました。こんな常識外れの時間を患者さんに要求すれば、来院しなくなるに決まっています。ただでさえ患者さんが少ない診療室です。ブラッシング時間のことを口に出して、患者さんが来なくなったらどうしよう。なかなか長時間ブラッシングを口に出せずにいました。

「どうしよう、どうしたらいいのだろう、患者さんに長時間ブラッシングを勧められない」

為すすべもなくオロオロしているうちに、時間だけが過ぎていきました。

「長時間ブラッシングを患者さんに勧めるのは難しい。もう悪あがきは止めにしよう」

刀折れ矢尽き、すっかり気弱になっていました。

そのとき、一人の患者さんが来院したのです。

「コロッケもかじれません」

その患者さんが来院したのは、かまびすしくセミの鳴く夏真っ盛りのころでした。38歳の主婦、夏やせした細い体をうつむき加減にして診療室に入ってきました。

「体調を崩すと歯肉が腫れ2、3日寝込んでしまうこともあります。特に夏場はだめです」

歯肉は全体的に赤紫色に腫れ上がっており、何本かの歯はかなりグラグラしていました。中には今すぐ抜け落ちても仕方がないような歯も混じっています。

「食事に大変不自由しています。前歯でコロッケを食べることもできません。なるべく歯を抜かずに歯周病を治すことはできないでしょうか……」

（どうしよう。とても無理だ。抜かない治療なんてできるわけがない）

そのときの私の正直な思いです。考えあぐねて、手元にあった1冊の本を差し出しました。片山先生の著書『歯槽膿漏―抜かずに治す』です。

「片山先生は重度の歯周病患者さんを抜かずに治しています。ただしこの本に書いてあるように一日3時間の歯磨きを毎日続ける必要がありますが」

その患者さんは分厚いその本をぱらぱらとめくって、

「やってみます」

ときっぱりと言いました。

患者さんに教わった歯周治療

「おぉ〜!!!!!」

口を開けてもらった瞬間、いくつもの感嘆府が口の中からからこぼれてしまいました。前回の状態をそれほどはっきり覚えていたわけではないのですが、歯肉の様子は明らかに違っていました。口の中が輝いている。スカッと晴れ渡った秋空を見上げるような、そんなさわやかさがありました。

完璧なブラッシングでした。急性のぷっくり膨れたメタボの歯肉はすっかり消え去り、10日間で筋肉質の引き締まった姿に変身していたのです。

その後も彼女の頑張りは持続しました。来る日も来る日も長時間ブラッシングを続けたのです。歯肉の様子は片山先生の本に書いてあるそのままに変化し、3年後ついに健康歯肉を取り戻しました。

今でも彼女のスライド写真を眺めると感慨深いものがあります。本当によく頑張ったものだと思います。そして、片山式ブラッシングの威力を教えてくれて有り難う、と心から感謝しています。

片山式ブラッシングで健康歯肉に

①治療開始期

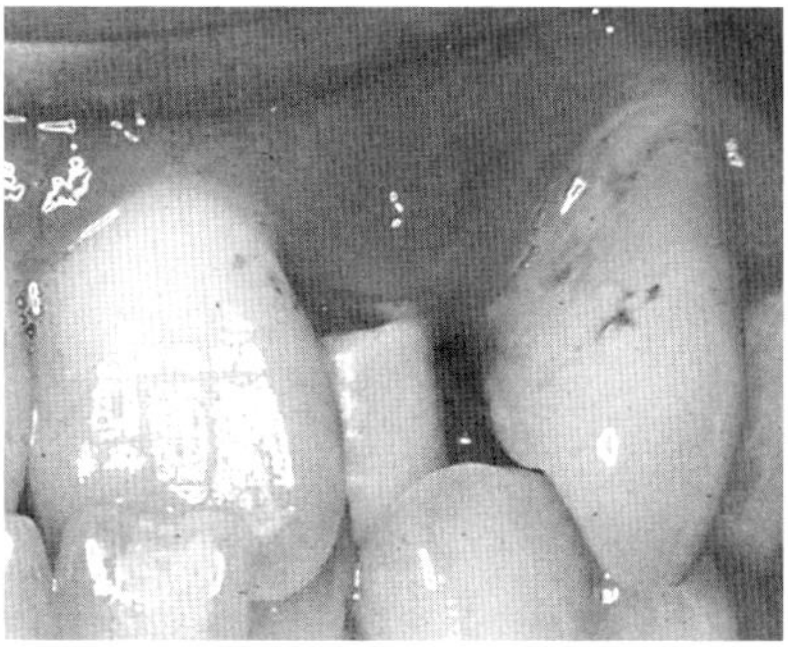

歯肉には膿瘍を形成し歯周ポケットから排膿を認める。

②歯肉の炎症は消退

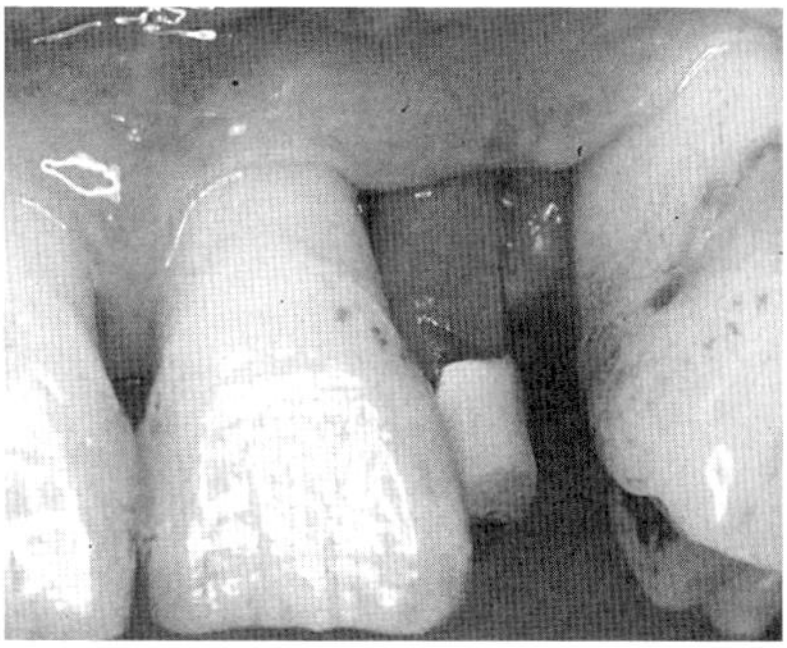

歯肉の炎症が治まり、汚染した根面は大きく露出している。

③見かけの治癒期

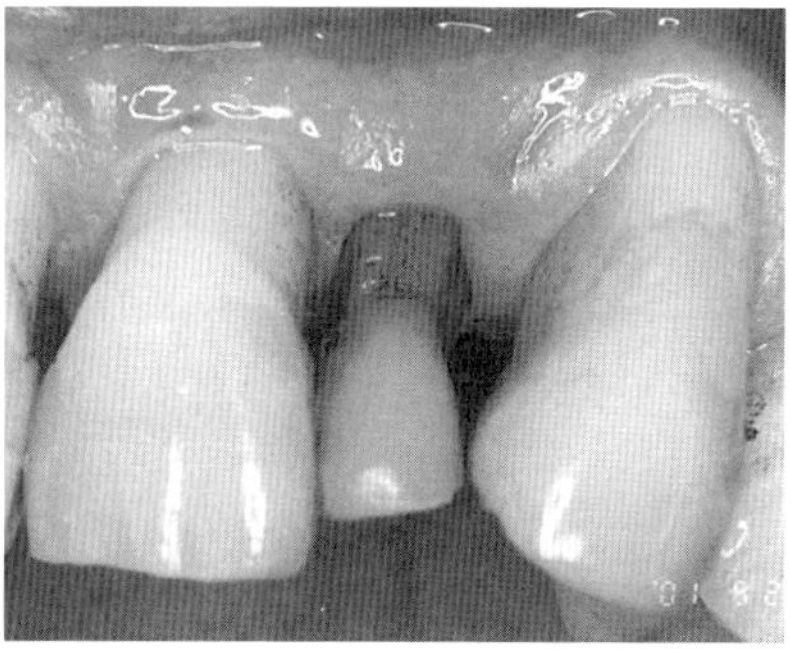

歯肉の状態が徐々に生理的形態に戻りつつある。

④治癒期

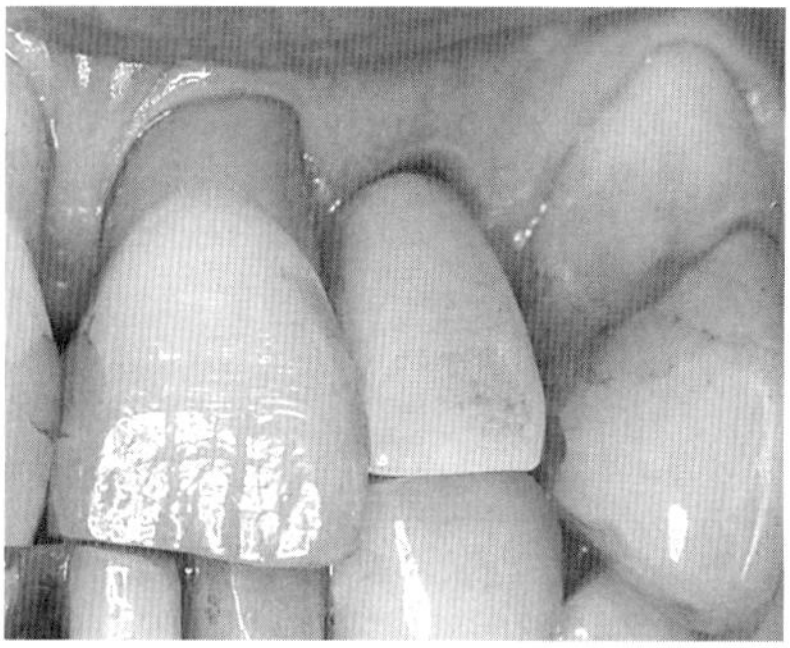

歯肉は生理的な形態を取り戻して健康な状態。

片山式ブラッシング法

片山式ブラッシングへの理解

片山式歯周病治療の中で、ブラッシングが重要な位置を占めていることはいうまでもありません。しかし、セミナー開始当初はブラッシングの具体的な方法に関する講義はまったくありませんでした。

「やはりバス法なのかな」「スクラッビング法らしい」などと受講生同士でひそひそ話し合っていましたが、なぜか片山先生に直接質問できない空気が漂っていました。

あるとき、そのような雰囲気をまったく知らないセミナー初参加の若い先生が質問しました。

「片山先生のブラッシングのやり方について教えてください」

その質問を憮然とした表情で聞いていた片山先生は

「あんた、４日間、何を聞いとったの！」

と強い語調で言いました。遠目に見ても、かなり立腹していることがうかがい知れました。

そして、しばらくの沈黙の後、次のように続けました。

「あのねぇ、その質問するなら、何日目のどのスライドの何番の歯の歯肉にはどのような歯ブラシを使って、どのようにブラッシングをしたのかと聞かなければ、いかんでしょう。そんな質問にもならない質問には答えられゃせん、はい次」

とその質問を打ち切ってしまいました。

当の受講生は腑に落ちない様子で仕方なく着席したのですが、私はこの歯科医に（よくぞ聞いてくれた）と心の中で拍手を送っていました。片山先生のブラッシングは歯肉や歯の状態によって歯ブラシもブラッシング法も変えていくということがはっきり分かったからです。

その後、片山式ブラッシング用のKシリーズ歯ブラシが販売されるようになり、セミナーでも基本的なブラッシング法の講義も行われるようになりました。そして、『歯槽膿漏―抜かずに治す』が出版され、そのブラッシング法は誰でも簡単に知ることができるようになりました。しかし、基本形が理解できたとしても、使用する歯ブラシやブラシの当て方は歯肉の状態や歯並びによって一人ひとり異なってきます。

したがって片山式ブラッシングをマスターするには、基本を理解した上で「自分のこの歯のこの部分の歯肉にはどのような歯ブラシを使って、どれくらいの角度で歯ブラシを当てて、どの程度の強さでブラッシングをするのか」を自分で見つけ出さなくてはならないわけです。そして、それが「片山式ブラッシング法」ということになるわけです。

片山式ブラッシング法の基本

片山式ブラッシング法は細菌のコントロールを目的とした「突っ込み振るわせ磨き（片山一九九〇）」と歯肉マッサージを目的とする「フォーンズ法（Fones 一九一六）」の二つの方法が基本になります。

突っ込み振るわせ磨き

突っ込み振るわせ磨きは細菌のコントロールを目的としたブラッシングで、その人の歯肉の炎症の程度や歯並び、歯周病の治癒過程、治療目的によって、歯ブラシの種類や磨き方を逐一変えていきます。歯ブラシはそれぞれの歯肉の状態に合わせて、極軟毛1列、軟毛1列、軟毛2列、軟毛3列の4種類を使いわけます。

フォーンズ法

フォーンズ法は歯肉に刺激を与えて血流をよくして、歯周組織を賦活するために行います。歯ブラシは3列の歯ブラシを使用します。硬さは歯肉の実力に合わせて徐々に硬くしていきます。

片山式ブラッシング

突っ込み震わせ磨き

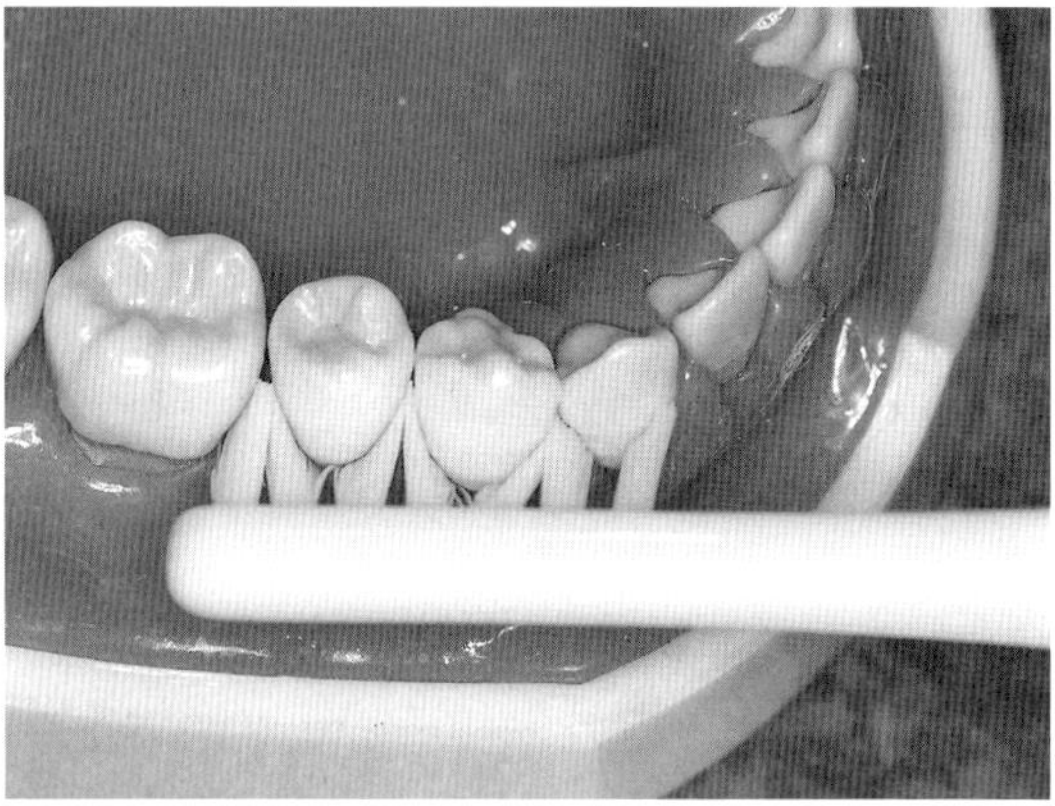

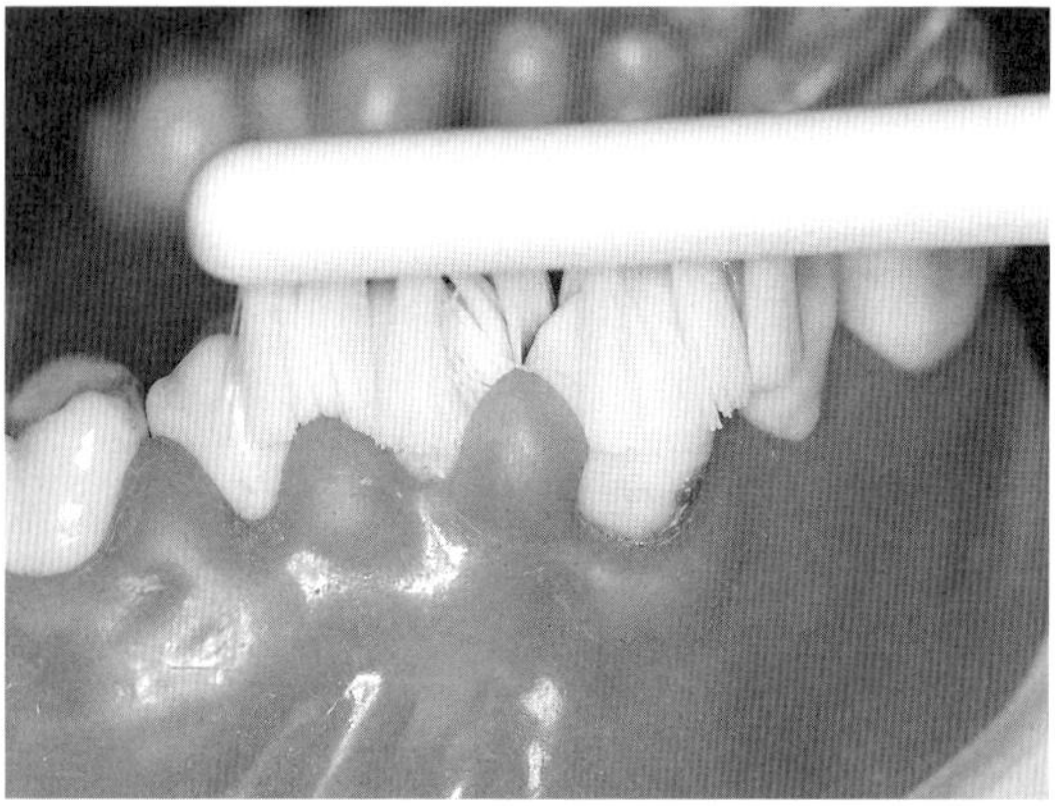

歯周治療の歯磨きは「突っ込み震わせ磨き」を主に行う。突っ込み震わせ磨きのポイントは、歯を磨くのではなく歯周ポケットの中をかき回すという感覚で歯ブラシを動かす。歯ブラシを当てる場所は歯と歯肉の境目。歯ブラシは鉛筆を持つように握る。

フォーンズ法　1

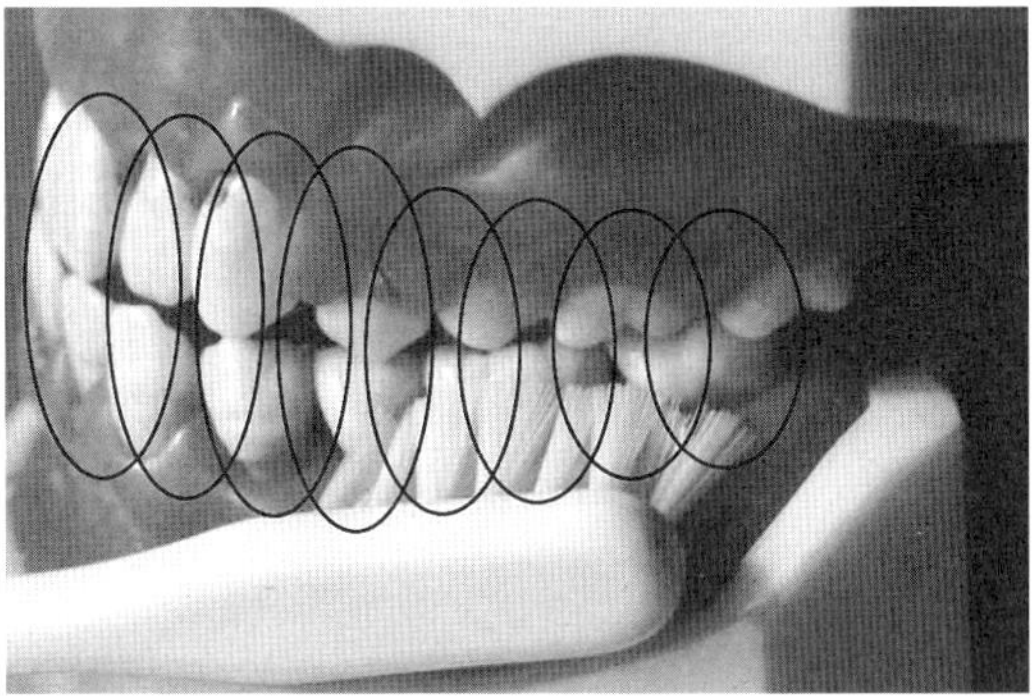

フォーンズ法　2

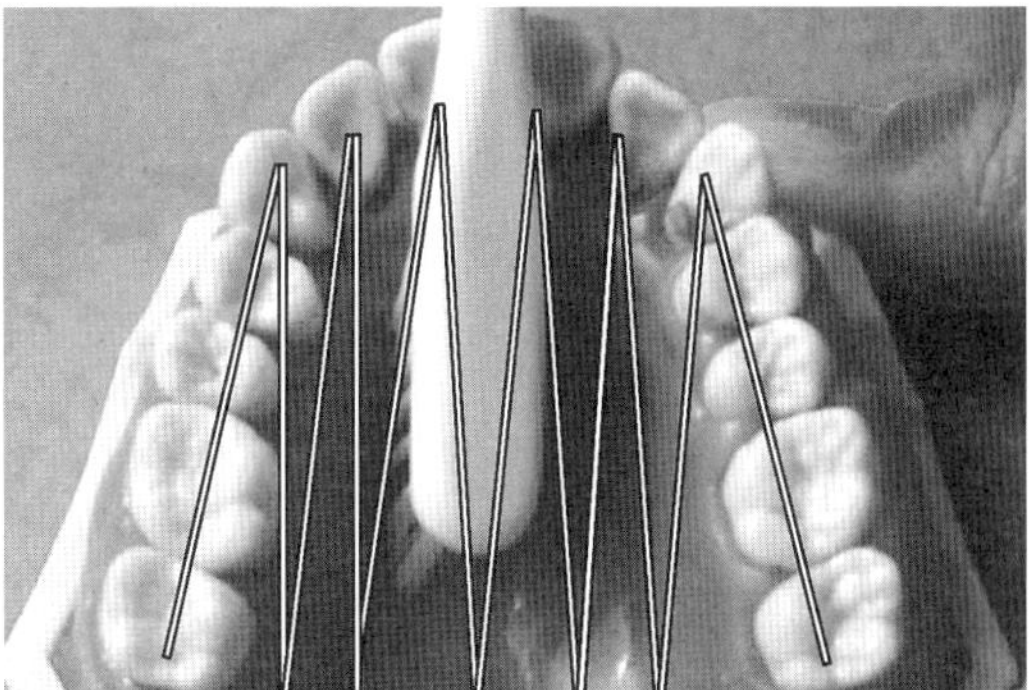

フォーンズ法は歯周組織に擦過刺激を与えるために行う歯磨きの方法。歯の表面は歯を噛み合わせ大きく円を描くように歯肉も一緒に磨く。裏側は歯だけではなく歯肉も一緒に磨く。

片山式ブラッシングの三原則

片山式ブラッシングを行う上で、注意しなければならないことが三つあります。

出血させない

ブラッシングをするときは、出血させないように注意します。

出血させてしまうと、後で歯肉が痛くて触れない状態になってしまいます。また出血するということは血管が破れるということで、菌血症の心配もあります。

痛くしない

治療開始時はもちろんのこと、ブラッシングは痛みが出ないように軟らかい歯ブラシでそっとブラッシングすることが大切です。

歯磨き剤を使わない

歯磨き剤は丁寧なブラッシングの妨げとなるので使用しません。

口の中が泡立っていると時間をかけて磨くことができませんし、泡が邪魔して磨きたい部位を目で確認しづらくなるからです。

片山式ブラッシングの効果　歯肉炎改善例

歯肉炎はブラッシングを行って治すことができます。片山式ブラッシングの効果を次の図で確認してください。上の写真がブラッシング開始前、下が炎症消退時の写真です。「健康歯肉と炎症歯肉」で紹介した症例（19〜23頁）もすべて片山式ブラッシングで治療しました。

ブラッシング前

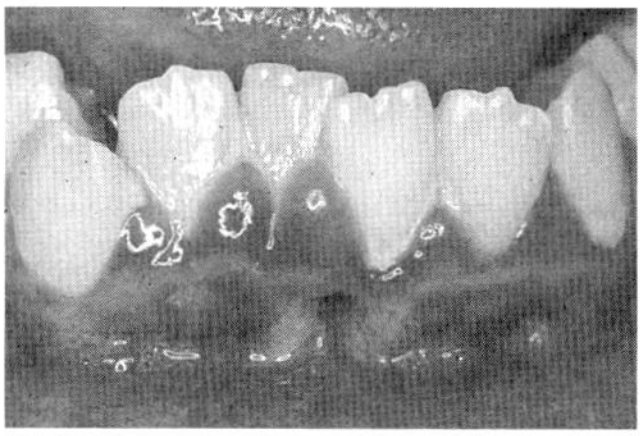

ブラッシング後

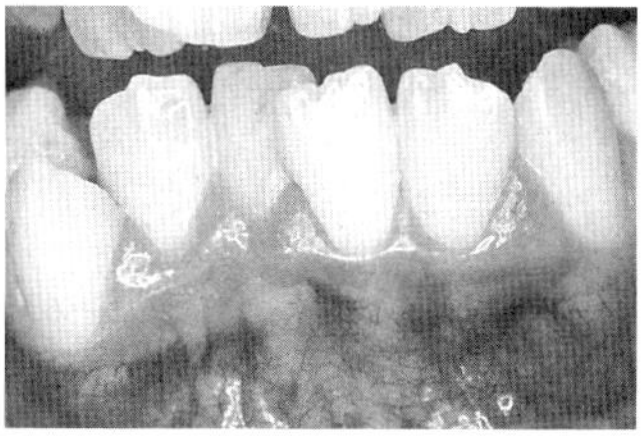

思春期性の歯肉炎。11〜15 歳くらいは歯肉が腫れやすくなる。特に女子に多く発症する。

見え隠れする暗雲

歯周炎はブラッシングだけでは治せない

自然に抜け落ちてしまいそうな重度歯周病の歯でも、片山式ブラッシングで救うことができることを目の当たりにした私たちは、歯周病の患者さんに積極的に長時間ブラッシングを勧めるようになりました。その結果、歯周病治療において、ブラッシングに絶大な効果があることを確信するようになりました。

ところが、片山式でぐんぐんよくなる人がいる一方、最初からブラッシングを受け入れてくれない人も少なからず存在しました。また、長時間ブラッシングを始めることは始めたものの、途中で挫折してしまう人もかなりの人数にのぼりました。

「ハグキから血がたくさん出るのでコマッテいます。なんとかならないでしょうか」

たどたどしい日本語でそう訴えてきたのは、日本人男性と結婚した台湾国籍の女性です。上の前歯の歯肉が真っ赤に腫れ上がっており、歯槽骨の吸収も中等度に進んでいます。

「歯肉の炎症が激しいですね。レントゲン写真でみると、歯を支える骨もだいぶん溶けているようです。これは本気になって歯周病治療に取り組まなくては治せませんよ」

「どうすればよいのですか？」

「片山式ブラッシングに挑戦してみますか？　治療の歯磨きをやることで重度の歯周病でも治せます。丁寧に磨く必要があるので長い時間のブラッシングが必要になりますが」

「どれくらいの時間ミガクのですか？」

「そうですね、最低でも一日1時間を2回、できればもっと長い方がいいでしょう。歯磨きのための時間は取れますか？」

「はい、ダイジョウブです。ワタシはシュフで毎日家にいて、台湾から来てトモダチもいないから時間はたくさんあります」

その言葉通り熱心にブラッシングに取り組み、歯肉はどんどん変化していきました。少し時間はかかりましたが、半年も経ったころには出血もほとんど治まり、もう少しで炎症症状が完全に消退する見かけの治癒の時期を迎えようとしていました。

ところが、そこから先へどうしても進まなくなってしまったのです。ブラッシング指導では口の中の写真を毎回撮影してその変化を見比べるのですが、前回と変わりばえのしない写真が並ぶようになっていました。

「うーん、あまり変化がありませんねぇ。ブラッシングの時間は取れていますか？」

「台湾に戻っていたので、その間はあまりハミガキできませんでした。スミマセン。またガンバリます」

言葉とは裏腹に、歯と歯の間にできた中途半端な隙間はそのままです。ここから、もう一息歯間空隙が広がって、その後、徐々に健康歯肉が盛り上がってくるのが歯肉の治癒過程なのですが、その気配はまったくありません。

比較的几帳面にアポイントを守る方だったのですが、ときどきキャンセルが混じるようになりました。受付では、こちらの生活は独りぼっちなので寂しいと毎回のようにこぼしていたようです。

その後、「しばらく台湾に行ってきます。こちらに戻ってきたら連絡します」という言葉を最後に、診療室に姿を見せなくなってしまいました。

歯間空隙がどんどん広がってしまうことを不安に思って、ブラッシングを手控えるようになっていたのか、異国での生活の寂しさに耐えられなくて精神的に落ち込んでブラッシングがおろそかになっていたのか、あるいは片山式歯周治療のもう一つの柱「一口50回噛み」を指導しなかったからなのか、彼女が歯周病治療のゴールにたどり着けなかった理由は今でも定かではありません。

しかしこの1件を通して、患者さんにブラッシングを指導するだけで重度歯周病を治せるのは、ほんのひと握りの人にしかすぎないということを理解したのです。

炎症症状は消退したが

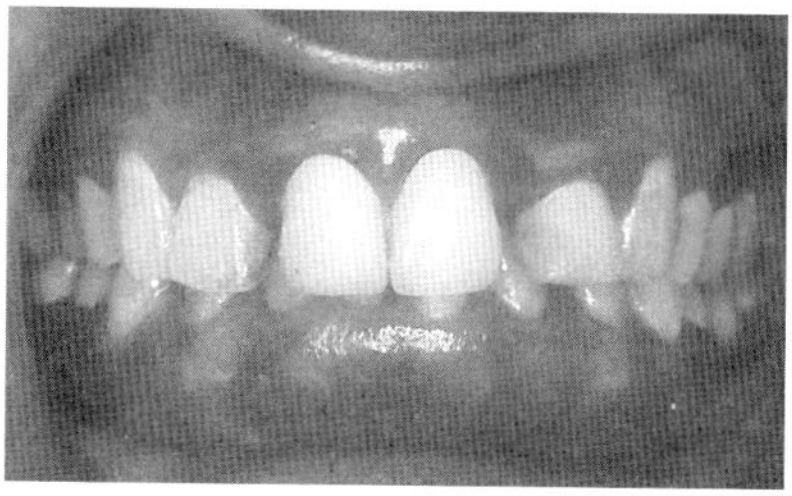

①治療開始期。炎症が歯肉全体に広がり、歯間乳頭部などが赤く腫れ上がっている。

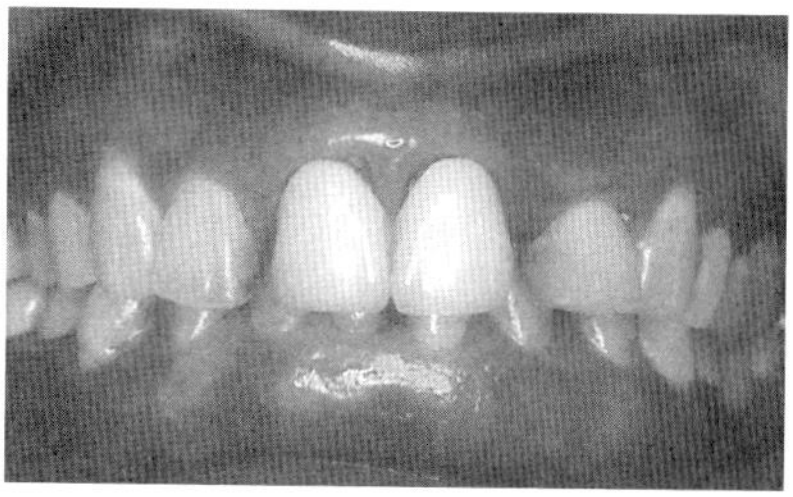

②熱心にブラッシングを続けた。歯肉の赤みは改善され、浮腫も徐々に改善している。

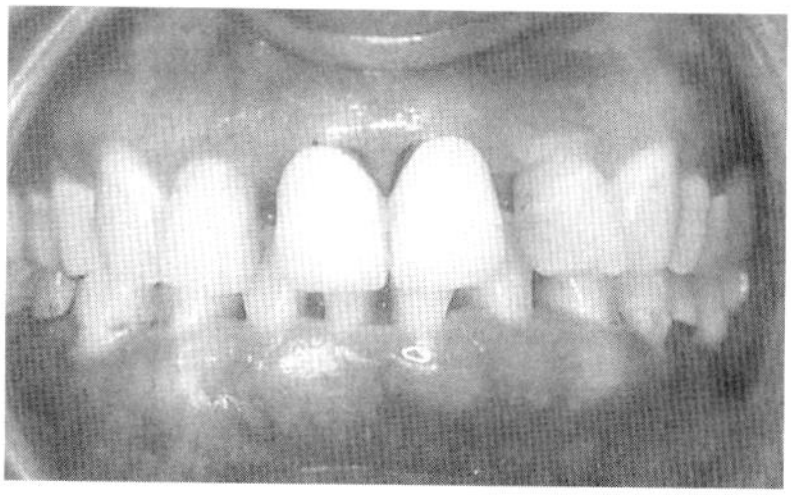

③ほぼ炎症症状は消退し、歯根の露出や歯間空隙が目立つようになった。この状態から 129−130 頁のケースのように、歯肉の生理的形態を回復したいと考えていたが、来院が途絶えてしまった。

プラークコントロールとオーラルフィジオセラピー

67頁で取り上げた日本歯周病学会の治療指針の歯周基本治療とペリオドンタルセラピーのイニシャルプレパレーションの項目を比較しておやっと思うのは、イニシャルプレパレーションにはプラークコントロールという用語が見当たらないことです。代わりに、オーラルフィジオセラピーという用語を見つけることができます。

オーラルフィジオセラピーの目的は、ペリオドンタルセラピーの初版（1956年）から第3版（1964年）までは口のクレンジング（洗浄）とマッサージで、第4版（1968年）になると付着微生物（細菌あるいはデンタルプラーク）の除去、および食渣の付着の減少、歯石形成の防止というように変更されます。

同時代の歯周病の教科書、グリックマンのクリニカルペリオドントロジーでは、オーラルフィジオセラピーという用語を見つけられるのは第3版（1965年）までで、第4版（1972年）からは消失してしまいます。一方、ペリオドンタルセラピーは第6版（1980年）までオーラルフィジオセラピーという用語が使われています。

そして、このゴールドマンとコーエンのオーラルフィジオセラピーという概念が片山式歯周治療に大きな影響を与えるのです。

オーラルフィジオセラピーの概念の変遷

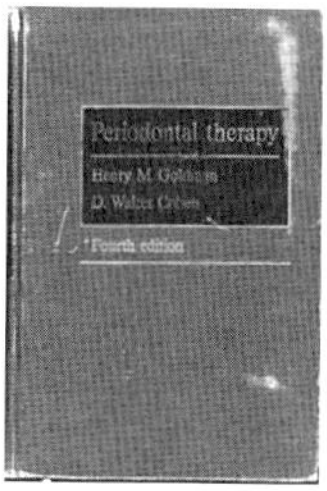

第４版　1968年

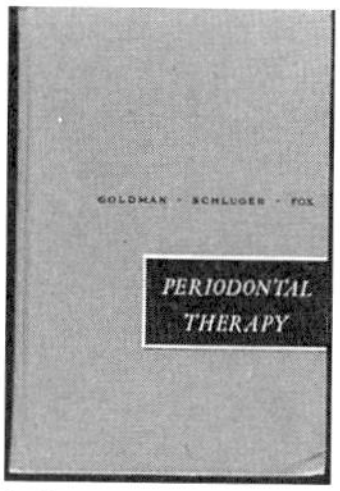

初版　1956年

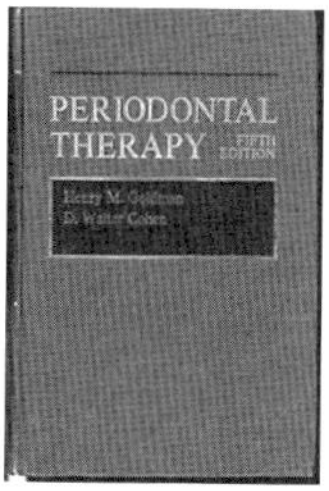

第５版　1973年

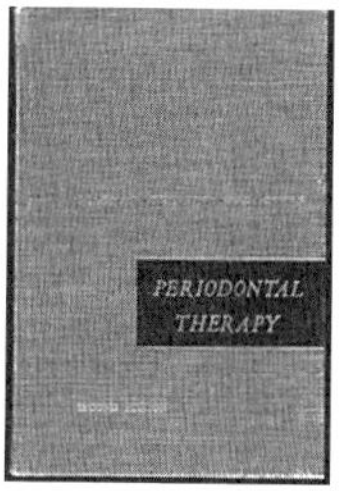

第２版　1960年

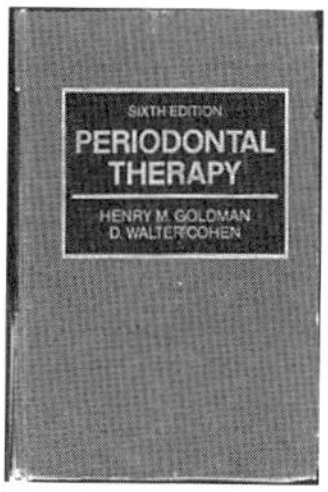

第６版　1980年

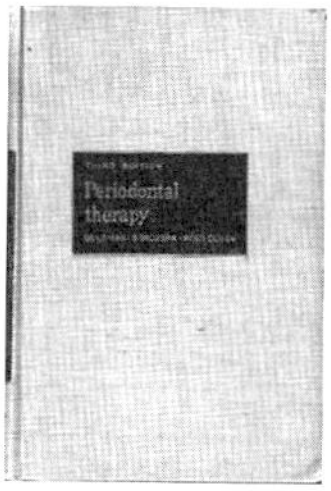

第３版　1964年

第１版から第３版までは、オーラルフィジオセラピーはクレンジング（洗浄）とマッサージとしている。第４版では、オーラルフィジオセラピーはマイクロオーガニズム（微生物）の除去、フードデブリス（食渣）の減少、カリキュラスフォーメーション（歯石形成）の防止となっている。第５版と第６版では、オーラルフィジオセラピーはオーラルハイジーン（口腔衛生）の確立と書かれている。

自然良能賦活《ぶかつ》療法

片山先生は、オーラルフィジオセラピーはプラークコントロールだけではなく、歯周組織の賦活を含むものと考えていました。

プラークコントロールが適切に行われれば、歯肉の炎症は確実に治まっていきます。そして、ある程度炎症が消退した後は、歯周組織の鍛錬に比重を移す必要があると考えていたのです。歯周組織を鍛え上げなければ、再生する歯周組織も再生しないというわけです。片山式ブラッシングでは主として突っ込み振るわせ磨きが細菌のコントロール、フォーンズ法が歯周組織鍛錬を担うことになります。

ブラッシングによる歯周組織鍛錬は歯肉の表面だけに留まります。歯周組織全体を賦活するには、ブラッシング以外の刺激も必要になります。それが、一口50回噛みだったわけです。一口50回噛みで歯根膜に刺激を加え、歯周組織全体を鍛え上げ、丈夫な歯周組織を作り上げようとするのが片山式歯周治療の基本で、自然良能賦活療法と名づけられています。

「ブラッシングと一口50回噛みとを合わせて、歯ぐき（歯周組織）の『自然良能賦活療法』と呼びます。英語のオーラルフィジオセラピー（普通は口腔理学療法と訳される）に当たります」（『歯槽膿漏―抜かずに治す』161頁）ということになります。

歯周病の原因は細菌だけではない

１９６０年代、歯周病の原因は細菌性プラークなので、細菌さえ除去すれば歯周病は治せると信じられていました。抗生物質療法をはじめとして歯周外科治療やレーザー、ある種の含嗽剤《がんぞう》で歯周病を治そうとする歯周病治療は、この時代の病因論に基づいた治療法です。片山式ブラッシングだけで重度の歯周炎を治せると考えていた私も、やはりこの古い考え方に基づいて治療をしていたわけです。

しかし、20世紀の終盤になって、細菌は歯周炎の発症において必要条件であるが、それだけでは歯周炎は発症しない（＊1）という歯周病の新しい考え方が提唱されました。歯肉炎の状態から組織破壊性の歯周炎に移行するには、生体の感受性を高める因子が必要だというのです。その因子はリスクファクター（危険因子）と名づけられ、細菌のほかに喫煙、糖尿病、ストレスなどがリスクファクターになると考えられました。歯周病治療は細菌に対するアプローチだけでは不十分で、リスクファクターに関しても考慮しなくてはいけないというわけです。この結論に欧米の歯周病学者がたどり着くはるか以前に気づき、その対応まで含めて行われていた歯周治療が自然良能賦活療法なのです。

現代人の身体はひ弱になっており、細菌の攻撃力に対する抵抗力が低下していることが歯周炎を発症させる要因となっている、というのが片山先生の考えでした（＊2）。プライスという人類学者の研究（＊3）に基づき、火食、軟食の近代文明食は伝統的な食事に比べ噛む回数が少なくなって、歯周組織の抵抗力が弱くなってしまった。その結果、歯周病にかかりやすくなってしまったので、歯周病の治療は、細菌のコントロールとともに、ひ弱になった歯周組織を鍛え上げ、全身の抵抗力を増すことが必要になるというのです。具体的には、ブラッシングによる擦過刺激、一口50回噛み、体操、呼吸法などが抵抗力を増強させるために推奨されていました。一口50回噛みというのは適当な量の食物を口に入れたら、それを50回噛んでから飲み込むというものです。ハンバーガーなどのジャンクフードは10回も噛めば口の中からなくなってしまいます。白米も50回噛むことは難しい食品です。50回も噛めるのは、野菜や玄米です。それらの食物をよく噛んで食べることにより、歯周組織に適度な刺激を与え、さらに全身の抵抗力を増強していこうというのが片山先生の考えでした。

これらの行為によって、生体が本来持っている自然良能（自然治癒力）を賦活して歯周病に対する抵抗力を高める治療法が自然良能賦活療法なのです。

＊1 Page,RC., Offenbacher,S., et al.: Advances in the pathogenesis of periodontitis: summary of developments, clinical implications and future directions. Periodontol 2000, 14: 216-48. 1997
＊2 片山恒夫『歯槽膿漏─抜かずに治す』朝日新聞社、1990年、154-159頁
＊3 Price,W.A.、片山恒夫訳『食生活と身体の退化─未開人の食事と近代食・その影響の比較研究』豊歯会刊行部、大阪、1978年

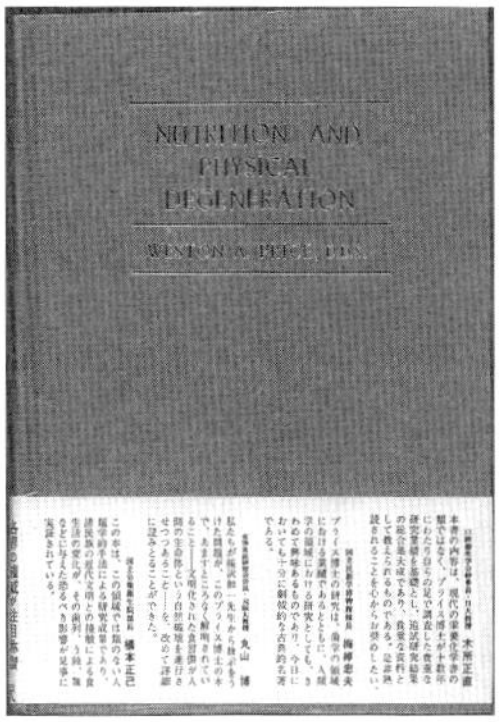

Price,WA : Nutrition and physical degeneration.
Paul B.Hoeber 1937

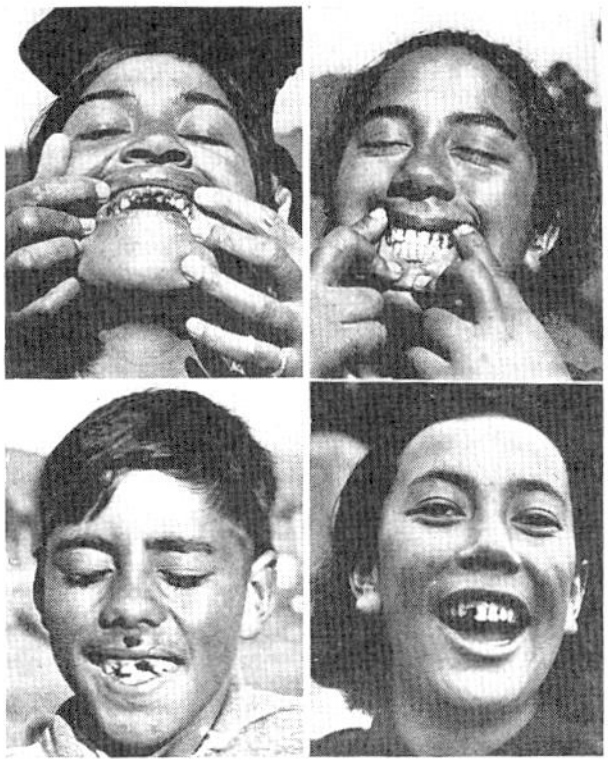

ウェリントン

白人が食べる近代食と同様の食事をとっているマオリ族。むし歯の罹患率が非常に高かった。大人の 90%、子どもの 100％に歯列弓の異常がみられた。

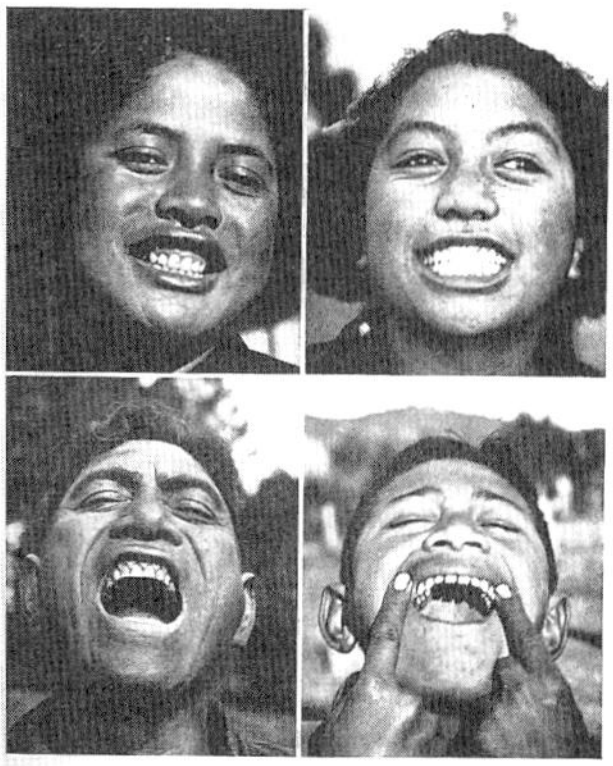

マヒア半島

現地で取れる海産物（海草、貝、えび、かに）を豊富に食べている。近代文明食は食べていない。大人はほぼ完全といえる状態。むし歯はほとんどなく、歯列弓も正常で、歯肉も健康であった。子どものむし歯も 1.7%であった。

Price,W.A.、片山恒夫訳『食生活と身体の退化ー未開人の食事と近代食・その影響の比較研究』豊歯会刊行部、大阪、1978 年より

難しすぎる一口50回噛み

片山式歯周治療では、患者さん自ら治療に参加して一口50回噛みや体操、呼吸法などの生活改善を行わなければなりません。しかし、そのことを成し遂げるのは並大抵のことではありません。歯周病の治療として一口50回噛みが必要なことを納得してくれる人はほとんどいませんし、たとえ一口50回噛みが歯周病治療に必要であることが理解できても、多忙な生活の中でそのことを実践できる人はまずいません。

私自身の中にも、一口50回噛みが歯周病治療と直結するのだろうか、という疑念が常につきまとっていました。患者さんの中には、硬いものが好きでよく噛んで食べていた人が重度の歯周病になってしまったケースも多く、ジャンクフードのようなものしか食べていない人でも健康な歯周組織を維持している人がいたからです。

食養や食育をはじめとして、「食」の問題は歯科医療の分野で大切なことは確かだと思います。しかし、食生活が歯周病の直接的な原因になるのか、食生活改善が歯周病の治療になるのか、重度歯周病の治療ではすべての人が玄米粥からスタートしなければ治らないのかなど、私自身が多くの疑問を感じながら歯周病治療を行っていたために、一口50回噛みの話を患者さんにすることが徐々に少なくなっていきました。

安保免疫論

ストレスも歯周病の原因

モヤモヤしている私の前に救いの神が現れました。歯周病と食生活に強い関連性があることを指摘している免疫学に出会ったのです。『医療が病いをつくる』(＊4)や『免疫革命』(＊5)などの本に書かれている安保免疫論がそれです。安保徹先生の本には、組織破壊を伴う歯周炎の原因はストレスであると書かれてあったのです。この考えを「白血球の自律神経支配の法則」といいます。

白血球は他の臓器と同様に自律神経支配下にあり、顆粒球は交感神経支配を、リンパ球は副交感神経支配を受けます。ストレスは自律神経の交感神経の緊張を促し、交感神経の緊張は顆粒球の産生を増加させます。この顆粒球が末梢に送り込まれ、歯周病や胃潰瘍など組織破壊性の疾患を引き起こすというのが「白血球の自律神経支配の法則」(＊6)です。つまり、ストレスが歯周病の原因の一つであるということがいえるわけです。

プラークの質と量が同程度でも歯肉炎のまま長期間経過しているケースがある一方で、あるとき急激に組織破壊が進行してしまう例があります。歯周炎が驚くほど悪化している場合、患者さんが来院しなかった期間に大きな生活上の出来事が起こっていたことを聞くことができます。生活上の出来事というのは、大病を患う、あるいは近親者との死別や人間関係のトラブルなどストレスに関係したことです。

＊4　安保徹『医療が病いをつくる』岩波書店、2001年
＊5　安保徹『免疫革命』講談社インターナショナル、2003年
＊6　安保徹『自律神経と免疫の法則』三和書籍、2004年

白血球の自律神経支配の法則

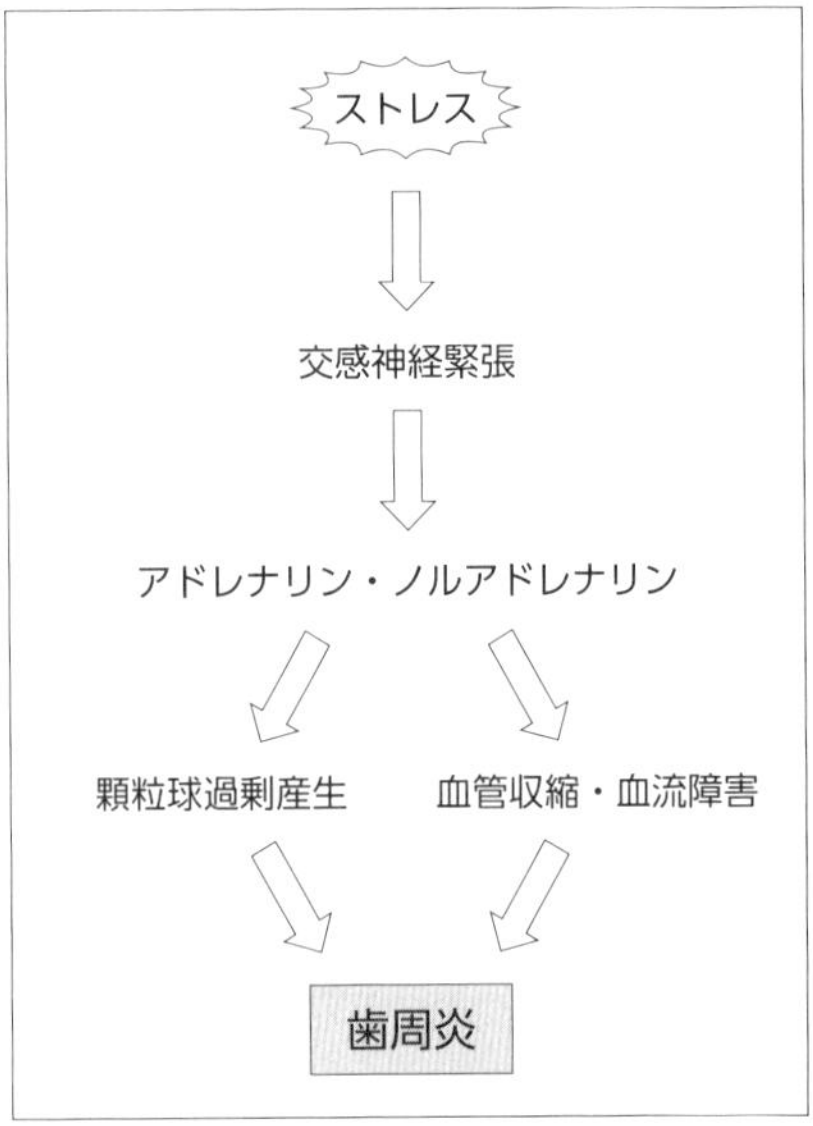

ストレスが加わると、自律神経のうち交感神経が緊張して、顆粒球が過剰に生産、血管収縮・血流障害が起こり、歯周炎が発症、進行する。

歴史上にみられるストレスと歯周病

ストレスと歯周病の関係は古くから報告されており、紀元前にクセノポンが著した『アナバシス』（＊7）にまでさかのぼることができます。近代になるとストレスと歯周病の一つである急性壊死性潰瘍性歯肉炎（ＡＮＵＧ）に関する研究が進み、第一次世界大戦の折、塹壕《ざんごう》で戦う兵士の多数がＡＮＵＧに悩まされ、これらは塹壕口内炎（＊8）と呼ばれました。塹壕口内炎は第二次世界大戦でも広く認められ，前線の兵士のみならず一般人も発症したという報告があります（＊9）（＊10）（＊11）。

１９７６年にマルコらが、ベトナム戦争に従軍し最前線で戦った22～32歳の帰還兵士11名全員に、出兵前には見られなかった高度の骨吸収をはじめとした重度の歯周炎症状が認められたことを報告しました。そして、ストレスと重度歯周炎には強い相関があるとして「歯周情動ストレス症候群」という疾病概念を発表しました（＊12）。

戦時下のストレスだけではなく、日常生活におけるストレスも歯周疾患と深く関係することが報告されています。ジェンコらは経済的なストレスとアタッチメントロスとの相関が高いこと、コーピング（ストレスの処理）が良好であれば、経済的な重圧を感じていても歯周疾患とあまり悪化しないことを報告しました（＊13）（＊14）。

シルバはストレスと歯周疾患との関連についての研究を吟味検討した結果、ストレスはＡ

NUGの罹患性を増加させ、慢性歯周炎に関しても両者の相関関係を認めると報告しています（＊15）。

リンデンは歯周疾患と心理社会的因子との間に関連性のあることを示し（＊16）、ヒューガソンらは重度の歯周病と配偶者との死別との間に相関が認められると報告しています（＊17）。モスらは歯周炎とストレス、および歯周炎と歯周病原菌抗体との関係を調査した結果、それぞれが相関している可能性を示しました（＊18）。そのほかストレスと歯周疾患の関連に関しては多数の論文が存在しています。

＊7 クセノポン『アナバシス』岩波文庫、１９９３年

＊8 King,JD.: Nutritional and other factors in "trench mouth" with special reference to the nicotinic acid component of the vitamin B2 complex. British Dental Journa 1943 l 74,113-122

＊9 Melnick,SL., et al.: Epidemiology of acute necrotizing ulcerative gingivitis, Epidemiol Rev.1988; 10: 191-211

＊10 Stammers,A.: Vincent's infection observations and conclusions regarding the etiology and treatment of 1017 civilian cases. British Dental Journa 1944 ,76, 147-209

＊11 Cogen,RB., Stevens,AW.,Jr, Cohen-Cole,S., Kirk,K., Freeman,A.: Leukocyte function in the etiology of acute necrotizing ulcerative gingivitis, Periodontol. 1983, Jul, 54(7), 402-7

＊12 De Marco,TJ.: Periodontol emotional stress syndrome. J Periodontol. 1976 Feb; 47(2): 67-8

＊13 Genco,RJ., Ho,AW., Kopman,J., Grossi,SG., Dunford,RG., Tedesco,LA., Models to evaluate the role of stress in periodontal disease. Ann Periodontol. 1998 Jul; 3(1): 288-302.

＊14 Genco,RJ., Ho,AW., Dunford,RG., Tedesco,LA.: Relationship of distress and inadequate coping behaviors to periodontal disease. J Periodontol. 1999 Jul; 70(7): 711-23

＊15 Monteiro da Silva,AM., Newman,HN., Oakley,DA.: Psychosocial factors in inflammatory periodontal disease.J Clin Periodontol 1995 22: 516-526

＊16 Linden,GJ., Mullally,BH., Freeman,R.: Stress and the progression of periodontal disease.J Clin Periodontol,1996, Jul; 23(7): 675-80.

＊17 Hugoson,A., Liunguist,B., Breivik,T.: The relationship of some negative events and psychological factors to periodontal disease in an adult Swedish population 50 to 80 years of age. J Clin Periodontol. 2002 Mar; 29(3): 247-53.

＊18 Moss,ME., Beck,JD., Kaplan,BH., Offenbacher,S., Weintraub,JA., Koch,GG., Genco,RJ., Machtei,EE., Tedesco, LA.: Exploratory case-control analysis of psychosocial factors and adult periodontitis. J Periodontol. 1996 Oct; 67(10 Suppl): 1060-9

ストレスで急激に悪化した

むし歯の治療で通っていた43歳の女性。夫ががんで急逝し、精神的にも経済的にも大きなストレスが加わりました。歯槽骨が急激に吸収して、歯がグラグラの状態になっていました。5年のうちに歯周組織が驚くほど破壊されていたのです。

治療開始時

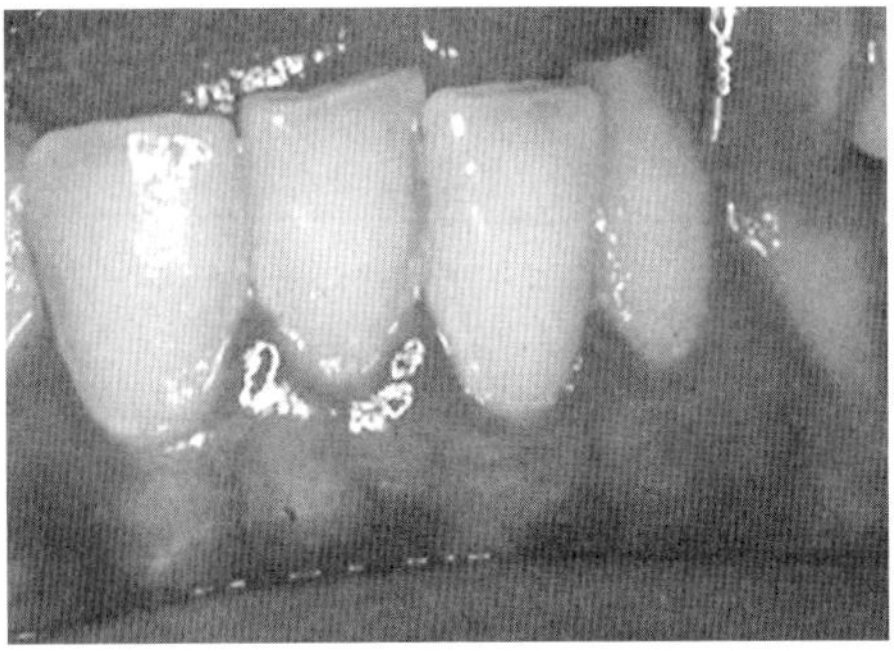

治療開始時、歯肉炎は認めるが歯周炎の気配はそれほどなかった。補綴処置を中心に治療を進めた。

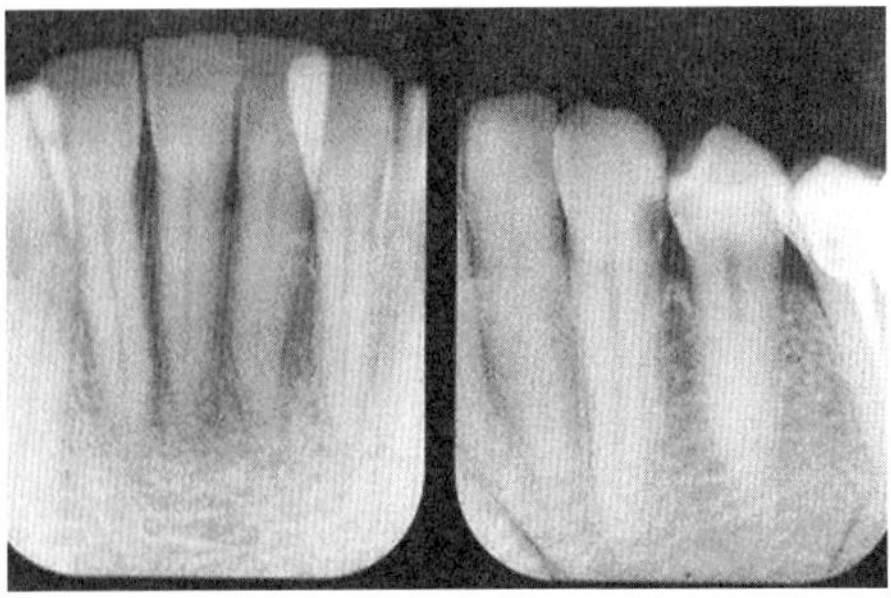

エックス線でも歯の根の周りを取り囲む歯槽骨もしっかりしているようにみえる。

５年後

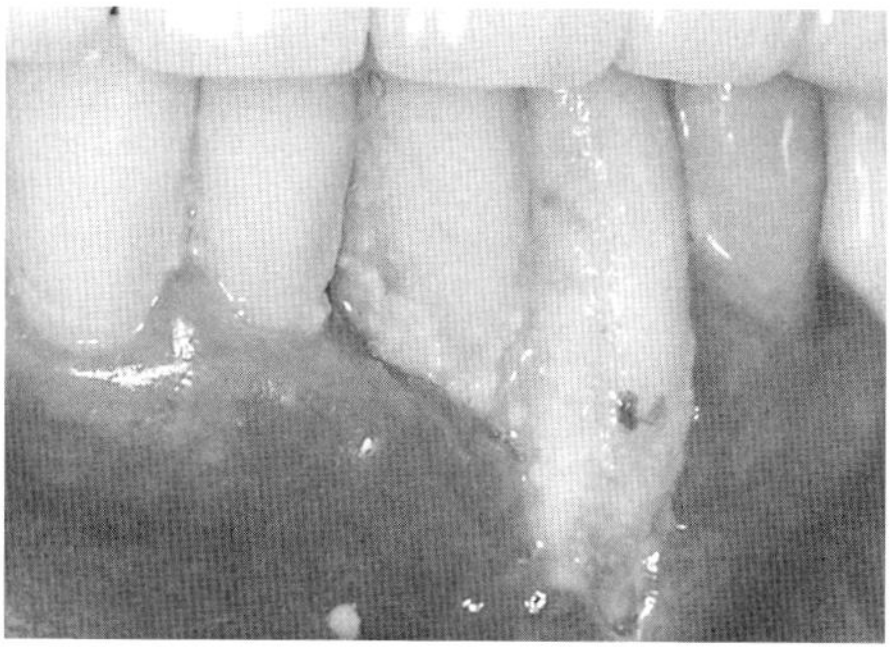

５年後、歯がグラグラすると言って来院した。歯にはプラークがべったりとついていて、歯根の露出も著しい。

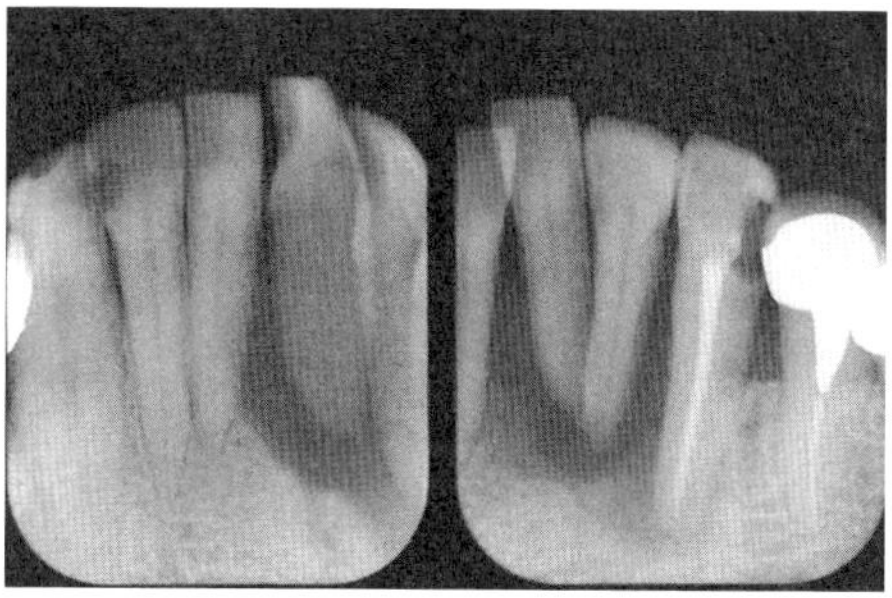

歯根の周りが真っ黒になっている。歯槽骨の吸収が進み、ほとんど支えを失っている。

白血球の自律神経支配の法則

白血球自律神経支配の法則によれば、ラーメンやハンバーガーなどの高カロリーで噛まなくてよい食べものを食べている人は交感神経緊張に傾きやすく、組織破壊性の歯周病（歯周炎）を発症しやすくなります。一方、野菜や玄米などをよく噛んで食べる人は副交感神経が優位になるので、歯周炎になりにくいということになります。これは片山先生が、歯周病はよく噛まないことが原因で起こると言っていたこととぴったり符合します。

また、同じ安保先生の著書『免疫革命』には、組織破壊性の疾患の予防と治療では、呼吸や適度な運動が重要であるとも書かれています。このことも、歯周病に負けない抵抗力をつけるために、呼吸法や体操を推奨した片山先生の考えと完全に一致するわけです。安保免疫論の出現で、片山恒夫という一歯科医が臨床経験から編み出した歯周病治療法が免疫学という最先端の医学のお墨付きをもらったということになります。

安保免疫論の視点で歯周病学の文献を調べていくと、「顆粒球過剰が歯周組織破壊をもたらす」可能性を指摘している学者が多数いることが分かります（＊19）（＊20）。そのような見方で重度歯周病の患者さんを調べてみると、ストレスが急激な組織破壊をもたらしている例がたくさんあることに気づきました。私は歯周炎発症の引き金を引く危険因子の中でも、ストレスが重要な位置を占めることを確信するようになりました。それまで歯周病学者を悩ませていた問題、「歯肉炎がいつどのようにして歯周炎に移行するのか」という問題はこれで解決できるに違いないと思うようになりました（＊21）。

歯周病治療として一口50回噛みをしなさいと勧めることには少々抵抗があります。しかし、ストレスが歯周組織破壊をもたらすので、副交感神経を優位にさせるように野菜などの繊維性のものをよく噛んで楽しく食事をしてください、と言うことにはそれほど無理はありません。

組織破壊性の歯周病は原因である細菌とストレスのコントロールで治すことができる。重度歯周炎の治療法の完成にもう一歩のところにまでやってきたわけです。しかし、現実はそれほど生易しくはありませんでした。

＊19　Ramfjord,SP. 著、加藤凞、小林義典、山田好秋『ランフォード&アッシュ歯周病の基礎と臨床』医歯薬出版、１９８４年、１９５頁

＊20　古西清司、林丈一朗、高橋慶壮「歯周病に関連する免疫担当細胞および因子」古西清司、申基喆編著『歯周病と微生物学のビジュアルラーニング』南山堂、２００７年、55頁

＊21　小西昭彦「ストレスと歯周病」歯界展望、医歯薬出版、２００９年

原因除去療法は通用しない

原因を見つけ出してそれを取り除くことで病気を治すというのが近代医学の基本です。例えば、結核の原因は結核菌なので、結核菌を抗生物質によって除去して治します。壊血病はビタミンCの欠乏がその原因なのでビタミンCを補給して治すことができます。これらの治療法のもとになっているのは、病気には必ず原因があり、その原因を取り除けば病気を治せるという「特定病因説」という考え方に基づいた概念です。

片山式歯周治療も「歯周病の原因は細菌とよく噛まない食生活なので、その二つの原因を除去することで歯周病を治す」という原因除去療法に基づいた治療法でした。

私は安保免疫論を知ってからは、よく噛まない食生活を原因とするより、交感神経の緊張の持続を原因とした方が理解しやすいと考えるようになっていましたが、それでも特定病因説に基づいた考え方であることに変わりはありませんでした。

つまり、当初は重度歯周病の原因であるストレスを取り除くことが、歯周病の治療になると考えていたわけですが、それは机の上の論理で、実際の臨床を進めているうちに、原因除去療法で歯周炎を治すことは難しいということに気がついてきました。

重度歯周炎の方の話を聞いていると、その急激な歯周組織破壊が起こる前に大きなストレスを被っていたことが分かります。介護で疲れきった日々が続いていた、娘の登校拒否で眠れない日が続いている、というような重い話が次々と飛び出してきます。

重度歯周病とストレスの関連を説明したところ、家庭内のいざこざで強いストレスを感じている、と告白してくれた女性がいました。重度に歯周炎が進行してしまったのは、そのストレスが原因であることは間違いありません。しかし、家庭内のいざこざを歯科医が解決することはできませんし、患者さんもそのストレスから逃れるすべを知りません。ましてや「よく噛んで楽しく食事をしてください」といっても、それでストレスという原因が除去されるほど人生は甘くありません。

ストレスが原因であることが分かっても、原因除去療法が通用しないという困った事態に追い込まれてしまったわけです。

ストレスと歯周病

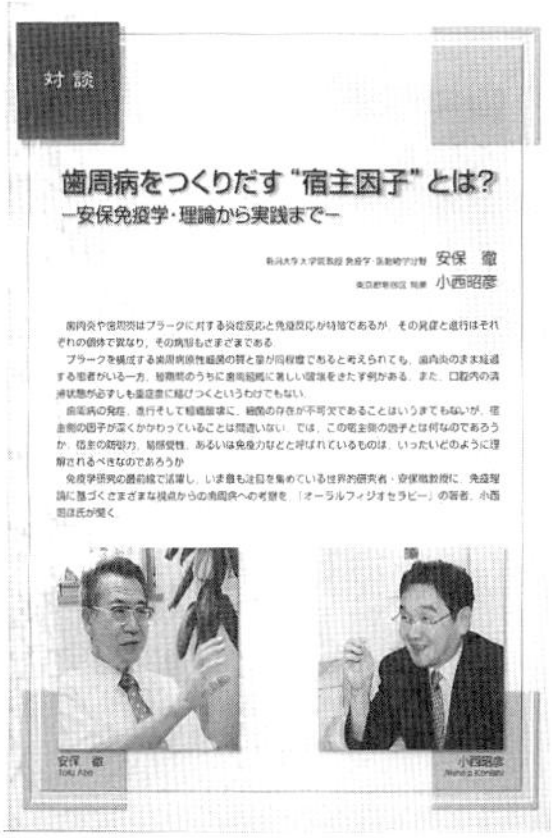

対談

歯周病をつくりだす“宿主因子”とは?

―安保免疫学・理論から実践まで―

新潟大学大学院教授 免疫学・医動物学分野　安保　徹

東京都新宿区 開業　小西昭彦

歯肉炎や歯周炎はプラークに対する炎症反応と免疫反応が特徴であるが，その発症と進行はそれぞれの個体で異なり，その病態もさまざまである．

プラークを構成する歯周病原性細菌の質と量が同程度であると考えられても，歯肉炎のまま経過する患者がいる一方，短期間のうちに歯周組織に著しい破壊をきたす例がある．また，口腔内の清掃状態が必ずしも重症度に結びつくというわけでもない．

歯周病の発症，進行そして組織破壊に，細菌の存在が不可欠であることはいうまでもないが，宿主側の因子が深くかかわっていることは間違いない．では，この宿主側の因子とは何なのであろうか．宿主の抵抗力，易感受性，あるいは免疫力などと呼ばれているものは，いったいどのように理解されるべきなのであろうか．

免疫学研究の最前線で活躍し，いま最も注目を集めている世界的研究者・安保徹教授に，免疫理論に基づくさまざまな視点からの歯周病への考察を，「オーラルフィジオセラピー」の著者，小西昭彦氏が聞く．

安保　徹

小西昭彦

「歯界展望」で安保先生との対談
安保徹、小西昭彦「歯周病をつくりだす“宿主因子”とは？」
歯界展望、2005年、12月、106(6)、p1210－1227

第5章　私たちの歯周治療

患者主体の歯周治療

主役は患者、歯科医は援助者

自然良能賦活療法からみても安保免疫論の観点からも、ストレスが歯周炎の発症進行に大きな役割を果たしていることは間違いなさそうです。しかし、ストレスが歯周炎の原因と分かってもその治療法がない、という困ったことになってしまったわけです。迷い込んでしまった迷宮の中で右往左往しているときに、河合隼雄先生の、『心理療法序説』にその解決の糸口を見つけました。次のような一文が掲載されていたのです。

「その子がなぜ窃盗を繰り返すのかという原因探しをしても何の解決にもならない。それよりも子どもの傍にいて、期待を失わず、可能性を信じていることがもっとも早い解決策である」（＊1）

その子どもが窃盗を繰り返す原因は家が貧しいからだ、親の教育が悪かったからだ、と原因を探してもその子の窃盗癖が直せるわけではない。「窃盗をせざるを得ない状況に陥っている子どもに、今われわれに何ができるのか」という視点で考えることが大切なのだ、と河合先生は言います。

組織破壊性の重度の歯周病に陥った患者さんも同じだと思いました。組織破壊を起こさざるを得なかったほどのストレスの原因をあれこれ詮索しても、ましてやそれを取り除こうとしてもできることではありません。「今、私たちには何ができるか」と考えることが必要なのだと考えるようになったわけです。この「私たち」という中にはもちろん患者さんを含んでいます。というより、「何ができるか」を考えるときには患者さんが歯周病治療の主役にならざるを得ないのです。つまり、歯周病治療は患者さん主体に治療を進めなければ治せないということになります。

患者主体の歯周治療というのは、患者さん自身が自分の問題に気づき、問題解決のために自ら動き、歯科医療者はその一連の行動を援助するというものです。実は、患者主体の医療が重要であるということは、20年以上も前に中川米造先生（＊2）から教わっていたことでした。中川先生は、医者は科学者から援助者にならなければならないと教えてくれていたのです。

＊1　河合隼雄『心理療法序説』岩波書店、１９９２年、73頁
＊2　中川米造『医の心』丸善、１９８５年、20頁

積極的傾聴法　患者の話をよく聴く

中川先生は昭和の時代、脳死・臓器移植問題や森永ヒ素ミルク問題など医療倫理の問題に積極的取り組んでいたわが国の医学概論の第一人者です。

私は保健医療行動学会のワークショップで中川先生の手伝いをしたことが縁となり、いろいろと教わることができました。当時、患者は医者の言うことに黙って従うのが当然という時代でしたが、医者は援助者でなくてはならないと主張していたのがほかならぬ中川先生だったのです。私が手伝いをしたワークショップの狙いもそこにありました。医者が援助者になるためには、患者さんの思いを共感的態度で聴くことが必要で、そのための「積極的傾聴法」の実習を中心にしたワークショップを行っていたのです。

河合先生の本をきっかけに「私たちに何ができるか」を考えることを歯周治療の基本に据えた私たちにとって、患者さんの思いを共感するために行う「積極的傾聴」は臨床の重要な柱になりました。

そして、歯周治療を求めて来院する多くの患者さんの話を聴いているうちに、患者さんの抱えている不安や悩みは実に多様で、一人として同じ問題を抱えている人はいないということに気がついたのです。

パターナリスティックな医療は通用しない

患者さんの話を聴いていると、歯周病は同じような病態であったとしても、患者さんによってまったく違う訴え方をすることに気がつきます。

歯周病は別名サイレントディジーズ（沈黙の病気）と呼ばれるように、自覚症状が少ないまま病態が進んでしまう疾患です。歯は生理的に少し動揺していますが、生理的な範囲を越えた動揺をミラーの1度と分類します。「カエルを水に入れ、少しずつ温度を上げていくと、カエルは温度変化に気づかずそのまま茹でられてしまう」という話がありますが、それと同じで、歯の動揺は徐々に増加していくので、動揺など気にしたこともない人は、自分の歯が揺れていることさえ気づきません。一方で歯周病の進行に神経質になっている人は、1度の動揺を見つけただけでも、この世の終わりが来たかのような訴えをします。

同じ動揺度1といっても幅は広いのですが、ここでは動揺の度合いだけではなく、歯周炎の病態も進行度もまったく同一だとして話を進めます。結核やペストなどの命に関わる全身疾患の場合、診断結果が同じであれば、患者さんが「茹でガエル」であれ「この世の終わり」であれまったく同じ治療法がとられます。しかし、私たちの歯周治療では両者への対応は異なってきます。歯周炎の診査の結果が客観的にまったく同じであっても、その患者さんの主観、つまり何も感じていないか、不安におののいているか、によって治療内容が変わってくるのです。

何も感じていない人には、まず歯周病に罹患しているのに気づいてもらうことを優先します。不安におののいている人は、その不安を取り除くことを第一にします。いずれの場合も動揺という客観的に把握できる問題を取り除くことを第一義とするのではなく、主観的な問題に対するアプローチを優先するわけです。

結核やペストなどの場合は命を救うことがその治療の目的で、医療者の一方的な介入でその目的を達成することが可能です。これをパターナリスティックな医療といいます。しかし、歯周治療の目的は結核やペストのような全身疾患と違ってそれほどはっきりしていないので、パターナリスティックな医療は通用しません。

私の歯科医院には、他の歯科医院で歯周病のため抜歯と言われた患者さんがたくさん来院します。その方々の話をよく聴いてみると、「抜かないでほしい」という思いとともに、現在の口の中はどうなっていて、これからどうなってしまうのだろう、という漠然とした不安感に苛まれている人の方が多いようです。

代表的な例は、「定期的に歯科医院に通って予防処置を受けていたのに、歯周病が悪化したから抜歯と言われた。抜く必要があるのならこの歯を抜くのはかまわないが、この先どうなってしまうのか不安なので診てほしい」というものです。

重度歯周病の場合、膿が出たり、グラグラしたりする歯の症状を治めるには抜歯が一番手っ取り早い対処法です。歯がなくなってしまえば排膿や動揺の症状はなくなり、歯科医の視点からすれば、その疾患は治ったことになります。しかし、抜歯によって排膿や動揺がなくなっても、患者さんの漠然とした不安をぬぐい去ることはできません。抜くことによって、かえって不安を増大させてしまっていることの方が多くなります。患者さんにとってその病気は決して治ってはいないのです。

歯周病の歯を抜くことは、歯科医にとっては治療なのですが、患者さんにとっては治療でも何でもないわけです。ここが命に関わる全身疾患の治療と大きく異なるところです。歯科医療者の一方的な介入だけで治療を進めるパターナリスティックな医療が通用しないのが歯周治療です。

歯科医療者が援助者とならなければいけないことの意味がここにあるわけです。

患者さんと医療者の心が通じ合う

初めて出席した片山セミナーのノートに「未審交感《みしんこうかん》」という言葉が記されています。「未審」という単語は国語辞典を引いても見当たりません。ネットで検索してみると仏教用語で「詳しく分からない」という意味があることが分かりました。「交感」というのは「両者互いにふれて感じ合う」ということなので、「未審交感」というのは「詳しいことはよく分からないが、お互いの心が通じ合う」という意味になりそうです。ノートでは「未審交感」の下に「言葉はゆっくり話す」「患者さんの言うことを聞く」という記載があります。おそらく、患者さんと歯科医がお互いの心を通じ合わせることが大切であるという講義があったのだろうと思います。

口数の少ない女性が歯周病の治療を求めて来院しました。口を診ると、確かに重度の歯周病におかされていることがうかがい知れました。しかし、治療を開始しても、こちらの指導を「はい分かりました」と聞くだけで、対話らしい対話はほとんどありません。ところが、ブラッシング指導を進めていくうちに、会話の少なさを補って余りあるほどに、歯肉が物語ってくれるようになったのです。赤く腫れ上がっていた浮腫は消え、歯肉はどんどん引き締まっていきます。頑張って長時間ブラッシングをしていることは一目瞭然でした。

患者さんが一生懸命取り組んでいる姿勢は、歯科医療者の心を打ちます。私も担当歯科衛生士も、この人のためにできる限りのことをしたい、と強く思うようになりました。うまく歯ブラシの毛先が入らないと言っていたが、こうしたらどうだろう、ワンタフトブラシに替えてみた方がいいかもしれない、など診療時間外でもその患者さんのことをしばしば考え、話し合うようになっていました。そして、われわれの思いも患者さんに伝わり、患者さんもさらにブラッシングに励むという好循環が生み出され、重度歯周炎は改善されていったのです。

患者さんの「困ったなんとかしたい」という思いと、歯科医療者の「大変だろうな、なんとかしてあげたい」という相互の思いがつながったとき、歯周治療は想像以上の効果を生み出します。重度歯周炎の治療では言葉で話し合う表層のコミュニケーションだけではなく、お互いの心が通じ合う深層のコミュニケーションが重要な意味を持ってきます。

特に日本人は言葉でのコミュニケーションが不得意です。医療者が患者さんの心を「察する」、あるいは患者さんが歯医者の思いを「慮る」のは日本人独特のコミュニケーションです。そのような日本人の歯周治療は、西欧的な手法だけでは満足する結果を得られないことが多くなります。

「未審交感」には「日本人、その人まるごと掴まえた歯周治療」を行う必要があるという片山先生のメッセージが込められていたのではないかと思います。

自覚・自助・自立

「未審交感」などという難解な熟語を持ち出しましたが、現実の臨床では心を通じ合わせることは口で言うほど簡単ではありません。患者さんと歯科医がコミュニケーションを取ることさえ難しいのが現状かもしれません。しかし、十分な話し合いもなく、歯科医院の診療台の上で口をアーンとあけ、後は歯科医にお任せという姿勢では重度歯周炎どころか歯肉炎でさえ治すことはできません。歯周病予防やメインテナンスで定期検診に通っていても同様です。歯科医や衛生士に任せきりでは健康を維持することは難しくなります。

歯周治療でも予防でも満足する結果を得るためには、歯周病についてある程度の知識を持ち、自分の問題点や考えをきちんと整理して、歯科医と十分話し合い、次のことを実行する必要があります。

1、自分の歯周病あるいは健康状態がどの程度なのか、歯周病の進行程度を知る（自覚）。
2、歯周病の治療、予防に対して自分は何をしなければいけないのかを理解する（自助）。
3、自分のなすべきことを行い、歯周病を自分自身の手でコントロールする（自立）。

この自覚、自助、自立がなければ、歯周治療の成功は望めません。そして、そのために、この本に書いたことが少しでもお役に立つことを願ってペンを置きます。

ご自身の歯と身体どうぞ大切になさってください。

小西昭彦　KONISHI Akihiko

歯科医師。1952年東京生まれ。1980年日本歯科大学歯学部卒業後、埼玉県の歯科医院に勤務。1985年東京都新宿区に小西歯科医院開業、院長就任。1982年片山歯研セミナー受講。片山恒夫の提唱する「具合よく長持ちする歯科医療」を基本理念に日々患者と向き合っている。著書に『オーラルフィジオセラピー』、『歯周病　わかる・ふせぐ・なおす』、『歯周病は怖くない』、『歯科についてのセカンドオピニオン』（いずれも医歯薬出版）がある。

歯周病の新常識

あなたにとって最良の歯周治療を受けるために

2020年　8月1日　初版第1刷発行
2023年12月1日　初版第3刷発行

著者　小西昭彦
発行人　阿部秀一
発行所　阿部出版株式会社
〒153-0051
東京都目黒区上目黒4-30-12
TEL：03-5720-7009（営業）
：03-3715-2036（編集）
FAX：03-3719-2331
http://www.abepublishing.co.jp
印刷・製本　アベイズム株式会社

ISBN978-4-87242-668-7　C0047